U0322912

口腔颌面影像系列

唇腭裂影像学

主　编　王　虎

副主编　姜　曚

编　者（按姓氏笔画排序）

王　扬（四川大学华西口腔医院）

王　虎（四川大学华西口腔医院）

王凯利（四川大学华西口腔医院）

尹　恒（四川大学华西口腔医院）

代佳琪（四川大学华西口腔医院）

冯　斌（浙江大学医学院附属口腔医院）

许来青（中国人民解放军总医院口腔医学中心）

李业平（四川大学华西口腔医院）

李精韬（四川大学华西口腔医院）

杨振宇（南京大学医学院附属口腔医院）

郑广宁（四川大学华西口腔医院）

姜　曚（四川大学华西口腔医院）

徐　雪（首都医科大学附属北京口腔医院）

郭文豪（四川大学华西口腔医院）

游　梦（四川大学华西口腔医院）

人民卫生出版社

图书在版编目（CIP）数据

唇腭裂影像学 / 王虎主编. —北京：人民卫生出版社，2017
ISBN 978-7-117-24390-2

Ⅰ. ①唇… Ⅱ. ①王… Ⅲ. ①唇裂－影象诊断②裂腭－影象诊断 Ⅳ. ①R782.204

中国版本图书馆 CIP 数据核字（2017）第 075520 号

人卫智网	**www.ipmph.com**	医学教育、学术、考试、健康，购书智慧智能综合服务平台
人卫官网	**www.pmph.com**	人卫官方资讯发布平台

唇腭裂影像学

主　　编：王　虎
出版发行：人民卫生出版社（中继线 010-59780011）
地　　址：北京市朝阳区潘家园南里 19 号
邮　　编：100021
E - mail：pmph @ pmph.com
购书热线：010-59787592　010-59787584　010-65264830
印　　刷：北京盛通印刷股份有限公司
经　　销：新华书店
开　　本：787×1092　1/16　　印张：9
字　　数：202 千字
版　　次：2017 年 6 月第 1 版　2017 年 6 月第 1 版第 1 次印刷
标准书号：ISBN 978-7-117-24390-2/R·24391
定　　价：98.00 元

打击盗版举报电话：010-59787491　E-mail：WQ @ pmph.com
（凡属印装质量问题请与本社市场营销中心联系退换）

王 虎

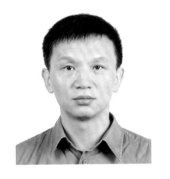

　　1979年考入四川医学院口腔系，1984年毕业，同年留校工作。1987年考入华西医科大学口腔医学院攻读硕士，1990年获得硕士研究生学位。现任四川大学华西口腔医院三级教授，主任医师，研究生导师；中华口腔医学会口腔放射诊断学专业委员会候任主任委员；四川省口腔医学会口腔放射专业委员会主任委员；国家X射线数字化成像仪器中心专家委员会委员；中国医师协会全国医师定期考核口腔专业编辑委员会委员，中华医学会医疗鉴定专家库成员。四川省卫计委学术带头人，四川省医师协会口腔专业委员会委员，四川省医学会口腔专业委员会理事，国际牙医师学院院士。华西口腔医学杂志和国际口腔医学杂志编委以及 *Dental Maxillofacial Radiology*（DMFR）评审，国家自然科学基金评审专家。获得教育部教学成果二等奖1项及四川省教学成果一等奖2项及多项四川大学教学成果奖。四川大学《大学生科研训练"三大计划"》优秀指导教师，口腔实习指导优秀教师。主持和参加了4项国家自然科学基金，发表了100多篇论文。主编了由人民卫生出版社出版的专著《口腔种植影像学》《口腔临床CBCT影像诊断学》，担任全国高等院校数字化教材《口腔颌面医学影像诊断学》副主编，《中华口腔科学》影像学部分的分篇主编。参编了《口腔颌面医学影像学》《口腔颌面医学影像学图谱》《口腔设备学》《口腔颌面肿瘤学》《口腔医学导论》《陈安玉口腔种植学》《中华放射学》等十多部教材和专著。

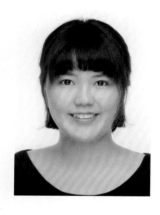

姜 曚

2012 年毕业于四川大学华西口腔医学院口腔医学五年制专业，同年被推荐免试进入四川大学华西口腔医学院攻读硕士学位，2015 年获得硕士学位后留校工作。2016 年进入香港大学牙学院攻读博士学位。硕士学习期间，发表 SCI 英文论文 5 篇，其中以第一作者身份发表 3 篇，共同重要作者 2 篇。发表中文论文 3 篇。2013 年赴美国参加学术会议 the International Conference on Radiology & Imaging 获得"Best Poster Award"；2014 年 8 月赴日本东京医科齿科大学参观学习；同年 11 月赴印度尼西亚参加第十届亚洲口腔颌面部放射学年会，并做大会发言。参与编写了由人民卫生出版社出版的专著《口腔临床 CBCT 影像诊断学》。

前　言

随着唇腭裂多学科综合序列治疗的理念被广大医护人员认识和接受，唇腭裂的临床治疗有了巨大飞跃。尽管唇腭裂治疗学、正畸学、语音学等论著已有不少，作为重要诊疗辅助手段的唇腭裂影像学著作却仍未面世。四川大学华西口腔医院放射科通过对本院大量唇腭裂患者资料的日积月累，建立了巨大的影像数据库，进行了详尽而又系统的观察、研究与分析。终于，这本《唇腭裂影像学》得以出版，与诸位同行分享。

本书共十章，主要从不同方向及角度探讨了唇腭裂相关的影像学特征及表现，紧密结合临床实践，内容丰富多样。第一章总论简介了本书后文所应用到的影像学设备及影像获得的基本方法，帮助非影像专业的临床医师对于影像学进行初步的了解和认识，让他们知道在面对唇腭裂患者时应该采用何种影像学检查方法。第二章主要探讨了正常人群及唇腭裂患者的牙槽骨、硬腭及鼻咽区等相关解剖区域的影像表现。了解正常解剖是疾病诊断的基础，只有熟识正常结构，才能发现、诊断病变，而唇腭裂患者的病变表现因人而异，通过展示不同患者病变表现的不同特点，帮助读者对比认识，同时加深对影像的理解。第三章从影像学的角度出发，探讨和评价了正常人群的腭咽功能情况，以利于进一步认识和理解唇腭裂患者腭咽闭合功能。第四章紧承上一章，主要讨论如何进行唇腭裂患者腭咽功能的评估以及相关的影像学基础知识。第五章牙槽突裂的影像学评估，不同于以往的二维影像观察，突出了 CBCT 对牙槽突裂细节的显示，并且对牙槽突裂进行了影像学分类，为在二维影像世界中茫然踯躅的我们开辟了新的视野和方向。第六章从影像学角度评价了牙槽突裂植骨术的情况，运用大量 CBCT 图片展示了即刻术后裂隙情况及术后骨桥生成情况。第七章探讨了唇腭裂患者的上气道，希望了解患者气道情况及其可能与唇腭裂存在的相关性，内容新颖独特。第八章描述了唇腭裂患者生长发育及其相关的影像学特点，便于读者了解唇腭裂患者生长发育的特征性。第九章描述了唇腭裂患者鼻甲、鼻中隔以及通气道的相关影像学表现及特征，探讨唇腭裂与相邻结构的相关性。第十章介绍了唇腭裂相关的正畸治疗的基本概念及其与影像学相关的内容。

　　为了进一步提高本书的质量，诚挚欢迎各位同行斧正。各位的批评与建议正是学术界百家争鸣的客观体现，也是本书下一版的活力源泉。我们也真切希望能够抛砖引玉，借助本书推动唇腭裂相关影像学研究的发展和进步。

王　虎

2017 年 3 月于成都

目　录

第一章

总　论

唇腭裂是口腔颌面部常见的先天畸形,在以往的论著中以病因学、临床手术学等内容为主。随着口腔影像学的飞速发展,影像在唇腭裂中的诊断作用越来越明显,为临床诊治提供了非常重要的支持。

第一节　唇腭裂常用的影像学检查方法

一、全口牙位曲面体层片

1. **全口牙位曲面体层片**(panoramic image,又称全景片)拍摄方法　全景片的拍摄是比较简单易行的。患者立位或坐位,双手握住稳定的把手,颏部水平地放在颏托板上,嘱患者上下前牙咬在咬合杆的凹槽内,保持身体的稳定即可。但是,对于部分唇腭裂患者来说却有些困难,主要是一些年龄比较小的儿童,其配合程度差,往往不能获得质量良好的图像。

全景片的拍摄要遵循拍片的原则,保证矢状线、水平线和前后线(尖牙线)的位置准确,根据患者年龄大小及颌骨形态、牙的咬合关系选择不同的曝光程序及曝光条件,以获得对比度良好、完整清晰的图片(图 1-1-1)。

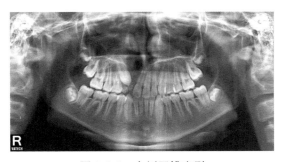

图 1-1-1　右侧牙槽突裂

全景片示右侧上颌前牙区部分牙槽骨缺如,鼻底骨质
不连续,邻牙移位,乳牙滞留

2. **全景片在唇腭裂疾病的诊断意义**　全景片主要用于观察患者的牙列情况,有无牙齿的缺失、牙槽骨裂隙的程度、牙移位及扭转的情况,同时可以观察双侧颌骨是否对称以及颌

骨的发育状况。

3. 全景片的不足 二维图像的重叠使得其无法显示更多的信息,同时受患者配合程度的影响,可能无法获得良好质量的图像,其诊断价值会大打折扣。

二、头影测量侧位片及头影测量正位片

1. X 线头影测量片的拍摄方法 头影测量侧位片(lateral cephalometric radiograph)拍摄时,患者采用坐位或者立位,头保持水平,左右耳塞放置于两侧外耳道内,眶板置于鼻额缝,要求患者平视前方,牙齿咬合在牙尖交错位,在拍摄过程中保持头颅的稳定。头影测量正位片(frontal cephalometric radiograph)是将头颅固定仪旋转 90°,根据临床医师的要求头颅采用平视或者俯视,进行拍摄。

2. X 线头影测量片在唇腭裂疾病的诊断意义 X 线头影测量片对于唇腭裂疾病的诊断有重要的意义。唇腭裂患者常出现上颌骨发育不足,从 X 线头影测量片上可以了解其上下颌骨的发育状况,可以了解手术方法的选择对于颌骨生长发育的相关影响,也可以作为今后正畸治疗的参考(图 1-1-2)。

3. X 线头影测量片的不足 X 线头影测量片的拍摄相对于全景片来说要复杂一些,主要是定位的问题,部分患者不适应耳塞固定而不愿意合作,往往会左右移动,造成图像不对称。

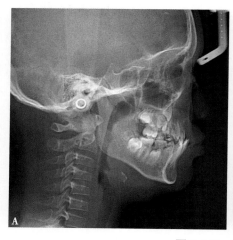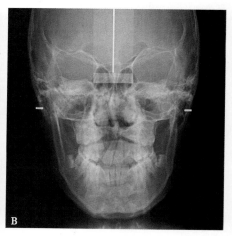

图 1-1-2 头影测量片

A. 头影测量侧位片示上颌骨发育不足,前牙反𬌗 B. 头影测量正位片示上颌前牙区牙槽骨部分缺如,鼻底骨质不连续,双侧下颌骨形态基本对称

三、锥形束 CT

1. 锥形束 CT(cone beam computed tomography, CBCT)拍摄方法 CBCT 根据拍摄的方式可以分为立式、坐式、卧式三种,根据拍摄的范围又可以分为大、中、小视野。立式的拍摄方法与全景片基本相同;坐式的采用可调整高度和前后方向的额托,用于固定头颅

的位置；卧式则采用类似螺旋 CT 的拍摄方法进行，用激光束光线确定拍摄的具体位置和范围，患者一般不容易发生移动。

2. CBCT 在唇腭裂疾病的诊断意义　在 CBCT 广泛应用于临床之前，很少有人使用 CBCT 进行唇腭裂疾病的研究，近几年逐渐有相关的研究文章出现。目前对于唇腭裂疾病的诊断主要涉及几个方面（图 1-1-3），一是硬组织：主要关注牙槽骨缺损的形状、大小以及植骨术前术后的比较，裂隙周围牙齿的位置、方向等；二是软组织：主要研究软腭的形状；三是相关的气道研究。还可以利用 DICOM 数据进行精确医疗，包括手术设计、预后测评等等。

3. CBCT 的不足　金属伪影及运动伪影可能影响观片，加之不同机器本身设计及应用的问题等。

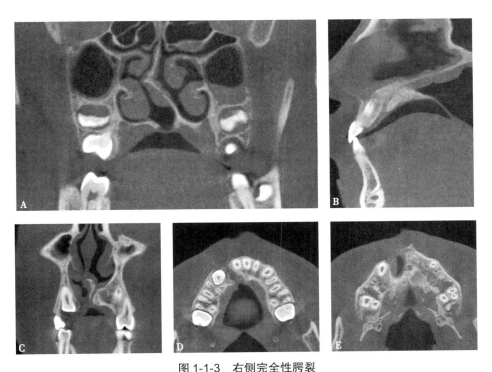

图 1-1-3　右侧完全性腭裂
A. 冠状位示腭裂情况　　B. 矢状位示腭裂情况　　C. 冠状位示同一患者牙槽突裂情况
D、E. 水平位不同层面示同一患者牙槽突裂情况

第二节　唇腭裂常用的功能影像学检查方法

一、发音位 X 线头影测量片

1. 发音位 X 线头影测量片（lateral cephalogram during phonation）拍摄方法　怎样利用 X 线头影测量片拍摄方法获得一张软腭的动态记录图像来表现腭咽闭合功能，是一个需要思考的问题。我们在长期的临床实践中发现，软腭由于其位置关系在侧位片上正好与咽

腔重叠,而且比较厚,其形态可以完整的显示出来。因此,在数字化图像扫描成像的过程中可以记录发音时软腭上抬与咽后壁重叠的情况,从而了解腭咽闭合情况,对于了解唇腭裂患者术前及术后的软腭静止位形状及发音时的闭合功能非常有用(图1-2-1)。

首先,拍摄静止位的头影测量侧位片。拍摄方法与普通的头影测量侧位片相同,都是患者采用坐位或者立位,头保持水平,左右耳塞放置于两侧外耳道内,眶板置于鼻额缝,要求患者平视前方,牙齿咬合在牙尖交错位,在拍摄过程中保持头颅的稳定。然后要求患者保持原来的体位,同时医师训练患者发高元音"/i/"并保持足够长的时间,当训练达到可以进行拍摄的程度就可以进行曝光拍摄了。

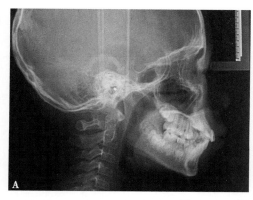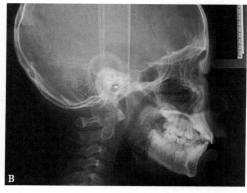

图 1-2-1　静止及发音侧位片
A. 静止时侧位片可见软腭及咽腔轮廓　　B. 发音时软腭向后上抬起,但未与咽后壁完全贴合

2. 发音位 X 线头影测量片在唇腭裂疾病的诊断意义　　由于采用了功能性的记录方法,可以利用发音位 X 线头影测量片获得动态发音时的图像,从而可以了解软腭的动度及与咽后壁重合的情况,来判断腭咽闭合的功能,也可以为手术方法的选择提供参考。

3. 发音位 X 线头影测量片的不足　　发音位 X 线头影测量片拍摄的时候需要患者很好的训练及配合,如果遇到年龄太小或者语言交流存在障碍的患者就不容易获得良好的影像,甚至完全不能拍摄。

由于需要稍微长时间的发音,少数患者不能很好地保持正常体位。发音的强度取决于医师的训练情况和患者的理解及配合程度。当然,也可以采用分贝仪来辅助判定发音强度,使患者可以基本上达到比较一致的发音强度。

二、咽腔造影侧位片

1. 咽腔造影侧位片拍摄方法　　首先,患者采用坐位或者立位,头保持水平,平视前方,牙齿咬合在牙尖交错位,用不带针头的注射器经鼻腔注入硫酸钡(此造影剂多为自行配制,根据不同的情况配制不同的浓度,但要求必须能够使得造影剂黏附在硬腭及软腭表面),保持头颅的稳定,进行曝光拍摄。然后要求患者保持原来的体位,同时医师对患者进行发音训练(通常为高元音"/i/"),并保持一定的时间,之后进行曝光。

2. **咽腔造影侧位片在唇腭裂疾病的诊断意义** 由于采用造影剂进行图像对比,使得软腭和咽后壁等软组织有了更好的对比度,可以清楚地显示它们表面的形状。发音位的图像可以清晰地显示位于软腭和咽腔表面的造影剂,便于医师观察软腭与咽后壁能否完全重合在一起,从而确定软腭的功能运动能力,了解腭咽闭合的状况,有利于手术方法的确定(图1-2-2)。

3. **咽腔造影侧位片的不足** 咽腔造影时需要注入造影剂,医师需要经过良好的训练,同时也需要对患者进行很好的训练,以达到良好的配合。如果遇到年龄太小或者语言交流存在障碍的患者,就不容易获得良好的影像,甚至完全不能拍摄。比起发音位头影测量侧位片来说,咽腔造影侧位片曝光时间较短,能够很好地记录发音时的图像,只有很少数患者不能很好地保持正确的体位。发音的强度取决于医师的训练和患者的理解配合,但拍摄时由于没有相应的头颅固定装置,往往很难达到前后两张片子位置的完全重合。

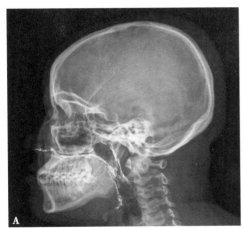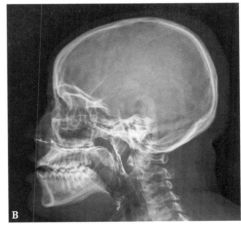

图 1-2-2 咽腔造影侧位片

A. 静止位咽腔造影侧位片可见造影剂附着于腭部及咽腔,软组织有较好的对比度 B. 发音位咽腔造影侧位片示发音时,软腭向上后抬起,但未与咽后壁完全贴合

三、纤维鼻咽镜

1. **纤维鼻咽镜(fiberoptic nasopharyngoscopy)的使用方法** 使用前需清洁患者的鼻腔,保持鼻道的清洁通畅,然后采用1.5%丁卡因局部浸润麻醉,10分钟后可进行纤维鼻咽镜检查。患者取坐位,头部保持水平,检查者手持鼻内镜软管从中鼻道缓慢进入。到达腭咽口上方,通过显示屏可清楚直视腭咽口,软腭、咽后壁以及两侧咽侧壁同时完整地呈现在视野中时,不再移动内镜,固定镜头,此为合适的观察位置,可开始进行检测并全程录制。嘱患者平静呼吸,然后依照语音测试材料带领患者发音,观察患者连续性发音状态下的腭咽口收缩运动情况。

2. **纤维鼻咽镜在唇腭裂疾病的诊断意义** 纤维鼻咽镜可以全面观察软腭、咽侧壁和后壁的运动,目前已被国际大多数唇腭裂治疗中心作为腭咽功能评估的首选仪器。它的特点是，利用纤维内镜柔软、纤细、可弯曲的特质，进入腭咽口上方平面，直接观察咽腔形态结构，并清楚地直视患者在发音状态下腭咽口各组织的运动模式、收缩程度、对称性和咽腔间隙等，判断软腭、咽后壁、咽侧壁对于腭咽闭合运动的相对贡献，为腭咽功能评估和腭裂手术方式的选择提供客观量化数据（图1-2-3）。

3. 纤维鼻咽镜的不足 尽管纤维鼻咽镜有着其他仪器无法比拟的特质，但是由于内镜检查需要进入鼻腔，属于一种侵入性检查，刺激鼻腔黏膜，引起不适，因此强调患者的配合度，年龄较小的患者无法完成检查。同时，鼻内镜的广角镜头会造成画面失真，而患者的位置移动或者本身鼻道狭窄、弯曲或咽腔结构异常，可导致内镜倾斜，无法完整观察腭咽口全部结构。

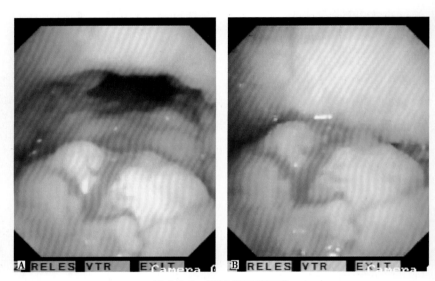

图 1-2-3 纤维鼻咽镜图像
A. 静止时腭咽区情况 B. 发音时腭咽区情况

第二章

牙槽骨、硬腭及鼻咽区的影像学表现

第一节　正常人牙槽骨、硬腭及鼻咽区的影像

胚胎发育至第 8 周时，两侧的继发腭突在中线处融合形成大部分腭，其与形成前颌骨的原发腭突结合处的孔隙即为切牙孔。球状突分别与两侧上颌突融合构成弓形连续的上颌牙槽突。咽腔分别以软腭水平、会厌上缘为界，分为鼻咽、口咽和喉咽。从影像学角度来讲，鼻咽区结构主要包括软腭、咽壁、腺样体及其围绕形成的肌性管道—腭咽腔。发音时软腭鼻腔面与咽后壁贴合，完成腭咽闭合功能。

一、X 线平片的正常解剖影像（图 2-1-1，图 2-1-2）

上颌牙槽突自上颌骨体向𬌗方延伸，系包绕牙根的部分。硬腭是组成腭部的重要结构之一，解剖上双侧上颌骨腭突于正中线相接形成硬腭前 3/4，双侧腭骨水平部构成硬腭后 1/4。软腭是组成腭部的重要部分，是位于腭部后份的纤维肌肉结构。正常软腭肌群由腭帆张肌、腭帆提肌、腭舌肌、腭咽肌、悬雍垂肌 5 个肌肉构成，由硬腭的后缘向咽腔呈弧形自然下垂，并与咽上缩肌联合作用，构成"腭咽肌环"。软腭参与完成诸多重要的口腔功能，特别

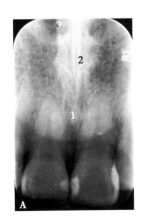
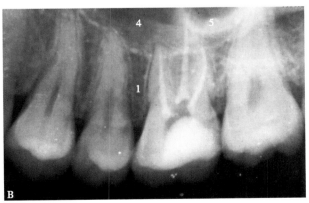

图 2-1-1　数字化牙片影像

A. 上颌前牙区图像　B. 左上颌后牙区图像

1. 上颌牙槽突（maxillary alveolar process）　2. 腭中缝（midpalatal suture）

3. 鼻腔（nasal cavity）　4. 上颌窦（maxillary sinus）　5. 颧突（zygomatic process）

是与正常吞咽、吮吸以及发音相关的腭咽闭合。咽壁分为前壁、后壁和侧壁，前壁不完整，向前分别与鼻腔、口腔、喉腔相通；后壁、侧壁完整，其内肌肉主要由环形的咽缩肌、纵行腭咽肌组成。吞咽或呕吐时，咽壁肌肉参与鼻咽腔、喉部的封闭，防止水和食物返流或吸入气管；发非鼻辅音时，可避免形成过度鼻音。

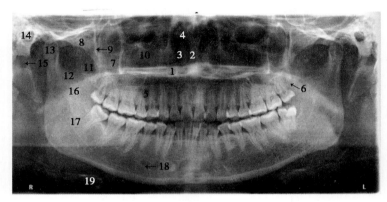

图 2-1-2　全景片影像

1. 硬腭（hard palate）　2. 鼻中隔（nasal septum）　3. 下鼻甲（inferior turbinate）
4. 鼻腔（nasal cavity）　5. 上颌牙槽骨（maxillary alveolar bone）
6. 上颌结节（maxillary tuberosity）　7. 颧骨（zygoma）　8. 颧弓（zygomatic arch）
9. 翼上颌裂（pterygomaxillary fissure）　10. 上颌窦（maxillary sinus）　11. 喙突（coracoid）
12. 乙状切迹（sigmoid notch）　13. 髁突（condyle）　14. 外耳道（external auditory canal）
15. 茎突（styloid process）　16. 软腭（soft palate）　17. 下颌神经管（inferior alveolar nerve）
18. 颏孔（mental foramen）　19. 舌骨（hyoid bone）

1. 头影测量侧位片的正常解剖

（1）牙槽骨、硬腭及鼻咽区：头影测量侧位片为二维影像，硬腭呈水平线状高密度影，后鼻棘（Posterior Nasal Spine，PNS）显示清晰，软腭起自后鼻棘点，其厚度大，呈中高密度影，咽后壁为垂直线状中高密度影，头影测量侧位片因影像重叠很难清晰显示前牙区牙槽骨情况（图 2-1-3）。

（2）静止状态的软腭：软腭的形态与其生理功能之间具有一定的相关性，头影测量分析是正常人以及腭裂患者软腭形态评估最常用的分析方法。X 线头影测量片通过特殊的头颅定位装置，帮助获得稳定的解剖标志定点，使不同患者的头影测量结果之间具有可比性。根据四川大学华西口腔医院对正常人的头影测量侧位片的研究分析显示，静止状态下，这些受试者的软腭形状可分为 6 类（图 2-1-4）。最常见的为柳叶形，约占总数的二分之一，软腭两端较薄，中份较肥厚并分别向咽腔和舌侧凸起。鼠尾形占五分之一，软腭前份较平坦，后份近游离缘处缩窄明显。短粗形，较之其他类型软腭较短粗，其厚度从硬腭后缘至游离缘无明显改变。细线形，软腭由后鼻棘点向后自然下垂，咽侧及舌侧外形较为平直。短粗形、细线形各占总数的十分之一左右。另有 S 形和内钩形均较为少见。

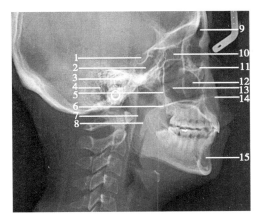

图2-1-3　正常人头影测量侧位片影像

1. 垂体窝（hypophyseal fossa）　2. 蝶窦（sphenoidal sinus）　3. 颞骨（temporal bone）

4. 乳突气房（mastoid cells）　5. 翼上颌裂（pterygomaxillary fissure）

6. 后鼻棘（posterior nasal spine）　7. 咽后壁（posterior pharyngeal wall）

8. 软腭（soft palate）　9. 额窦（frontal sinus）　10. 筛窦（ethmoidal sinus）

11. 眶点（orbitale）　12. 颧骨（zygoma）　13. 上颌窦（maxillary sinus）

14. 前鼻棘（anterior nasal spine）　15. 下颌骨（mandible）

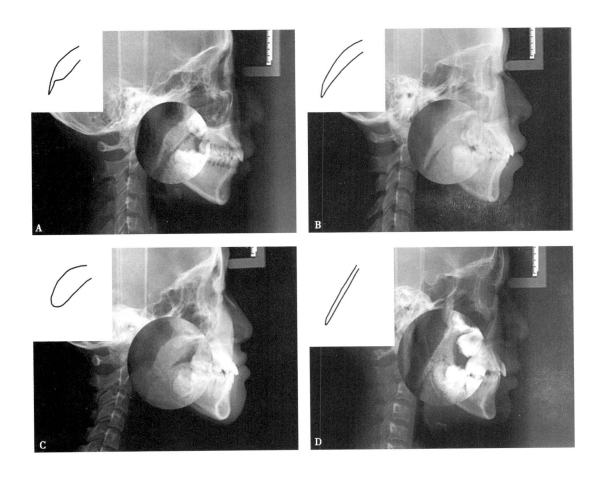

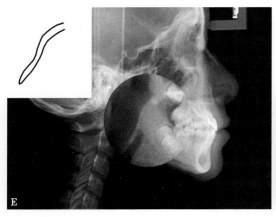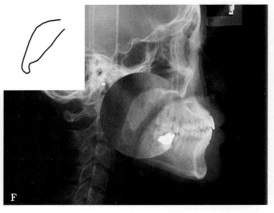

图 2-1-4　头影测量侧位片不同软腭形状
A．鼠尾形：软腭前份较平坦，后份近游离缘处缩窄明显　B．柳叶形：软腭两端较薄，中份较肥厚并分别向咽腔和舌侧凸起　C．短粗形：较之其他类型，软腭较短粗，其厚度从硬腭后缘至游离缘无明显改变　D．细线形：软腭由后鼻棘点向后自然下垂，咽侧及舌侧外形较为平直　E．S 形：软腭由硬腭后缘向口咽腔下垂，后份扭曲上抬　F．内钩形：软腭由硬腭后缘向下后方低垂，悬雍垂最低端向舌侧勾起

软腭的形态变化主要与年龄、性别等因素相关。伴随人体的发育，软腭形态也会发生变化。Subtelny 等人通过对软腭生长的研究发现从婴儿期到成年初期软腭长度随年龄增长而增长，约 1 岁半之前处于快速生长期，1 岁半到 5 岁期间生长缓慢，5 岁后进入平稳生长期。其他相关研究也显示儿童、青年人及成年人软腭长度及厚度随年龄增长而增加。在我们对软腭形态的分类研究中，不同年龄段软腭的形态分类构成有所不同。未成年人中短粗形较多，而成年人中鼠尾形以及细线形较多。短粗形软腭长度明显短于其他类型，未成年人中的短粗形可能是一种尚未完全发育完成的形态，可能具有在成年后转化成为其他类型的潜在可能性，这一点需要进一步的纵向追踪去验证。另外一方面，性别对软腭形态也有一定的影响。男性软腭的平均长度较女性长，特别是在发育早期差异更加明显。成年男性的软腭矢状面积较宽大，随着年龄增长的变化也较女性显著。

（3）发音状态的软腭：拍摄发音位头影测量侧位片前，在非曝光条件下对被检查者进行发音训练，嘱其在曝光时连续发高元音"/i/"。发音时软腭向后上方抬起，此时软腭分为水平部分和竖直部分，软腭形态均呈较规则的抬膝状（图 2-1-5～图 2-1-10）；并且男性软腭竖直部分长度大于女性。

2. 头影测量正位片、后前位片的正常解剖　头影测量正位片、后前位片因二维影像的重叠故无法显示鼻咽区的解剖影像，但其利于评估下颌骨的对称性及骨质情况，在一定程度上也可用来观察上颌骨骨质及牙列状况（图 2-1-11，图 2-1-12）。

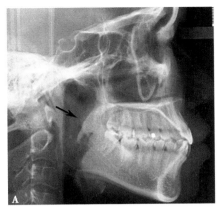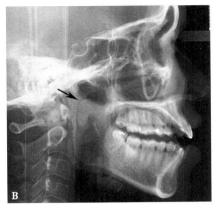

图 2-1-5　正常成人头影测量侧位片软腭形态（示例一）

A. 静止位时，软腭形态呈鼠尾形（黑色箭头）　B. 发音位时，软腭向上后抬起呈抬膝状，膝点明确清晰（黑色箭头）

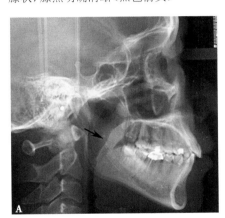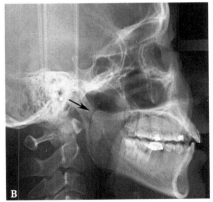

图 2-1-6　正常成人头影测量侧位片软腭形态（示例二）

A. 静止位时，软腭形态呈 S 形（黑色箭头）　B. 发音位时，软腭向上后抬起呈抬膝状，膝点明确清晰（黑色箭头）

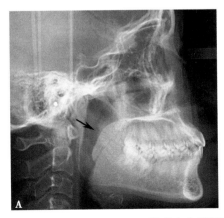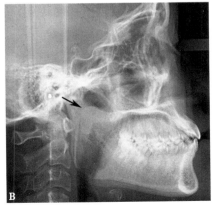

图 2-1-7　正常成人头影测量侧位片软腭形态（示例三）

A. 静止位时，软腭形态呈柳叶形（黑色箭头）　B. 发音位时，软腭向上后抬起呈抬膝状，膝点明确清晰（黑色箭头）

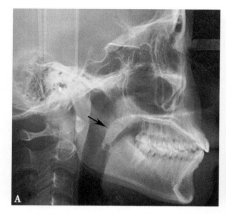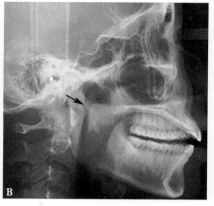

图 2-1-8　正常成人头影测量侧位片软腭形态（示例四）

A．静止位时，软腭形态呈内钩形（黑色箭头）　B．发音位时，软腭向上后抬起呈抬膝状，膝点明确清晰（黑色箭头）

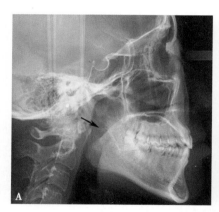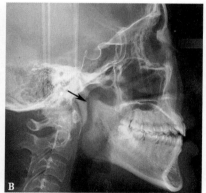

图 2-1-9　正常成人头影测量侧位片软腭形态（示例五）

A．静止位时，软腭形态呈细线形（黑色箭头）　B．发音位时，软腭向上后抬起呈抬膝状，膝点明确清晰（黑色箭头）

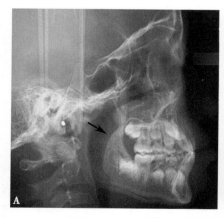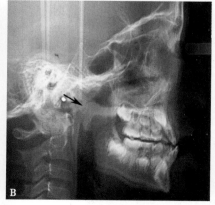

图 2-1-10　正常儿童头影测量侧位片软腭形态（示例六）

A．静止位时，软腭整体轮廓欠清晰（黑色箭头）　B．发音位时，软腭向上后抬起呈抬膝状，膝点明确清晰（黑色箭头）

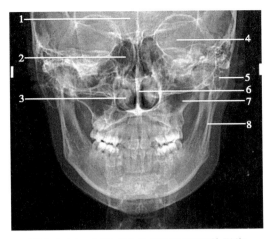

图2-1-11 正常成人头影测量正位片影像

1．额窦（frontal sinus） 2．筛窦（ethmoidal sinus） 3．下鼻甲（inferior turbinate）
4．眼眶（orbital cavity） 5．乳突气房（mastoid cells） 6．鼻中隔（nasal septum）
7．上颌窦（maxillary sinus） 8．下颌支（mandible ramus）

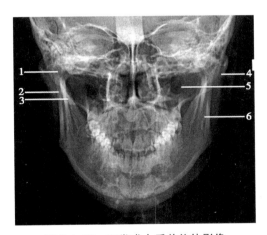

图2-1-12 正常成人后前位片影像

前牙区牙槽骨无缺损，鼻底骨质连续

1．髁突（condyle） 2．颧骨（zygoma） 3．喙突（coracoid） 4．颧弓（zygomatic arch）
5．上颌窦（maxillary sinus） 6．下颌支（mandible ramus）

二、CBCT 的正常解剖影像

腭是介于口腔和鼻腔之间的组织，由原发腭（primary palate）及继发腭（secondary palate）发育而来，在胚胎3个月时发育完成。硬腭由上颌骨腭突、腭骨水平部组成。两侧上颌骨腭突在中线处相接，形成腭中缝（midpalatal suture）。腭突的下面略凹陷形成腭穹窿，参与构成硬腭的前3/4。腭中缝与两侧尖牙的交点上有切牙孔（incisive foramen）或称腭前孔，向上后通入切牙管（incisive canal），有鼻腭神经和血管通过。在上颌第三磨牙腭侧牙槽嵴顶至腭中缝连线的中点处，上颌牙槽突与腭骨水平部共同构成腭大孔（greater palatine foramen）。

在覆盖黏骨膜的硬腭上，腭大孔的表面标志位于上颌第三磨牙腭侧牙龈缘至腭中缝连线的中外 1/3 的交点上，距硬腭后缘约 0.5cm 处，有腭大神经和血管通过。其后有腭小孔，有小血管和神经通过。CBCT 可以细致地评估牙槽突、硬腭骨质状况及硬腭被覆软组织的连续性，显示硬腭重要的解剖结构。但因其密度分辨率差，鼻咽区软组织仅表现为中等密度影，难以区分细致结构（图 2-1-13～图 2-1-18）。

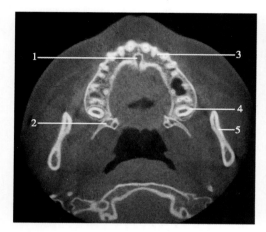

图 2-1-13　经上颌牙槽骨层面水平位图像

1. 切牙管（incisive canal）
2. 翼突（pterygoid process）
3. 上颌牙槽骨（maxillary alveolar bone）
4. 左侧上颌第三磨牙（left maxillary third molar）
5. 下颌支（mandible ramus）

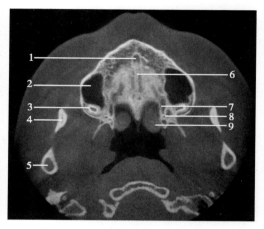

图 2-1-14　经硬腭层面水平位图像

1. 切牙管（incisive canal）
2. 上颌窦（maxillary sinus）
3. 右侧上颌第三磨牙（right maxillary third molar）
4. 喙突（coracoid）
5. 髁突（condyle）
6. 腭中缝（midpalatal suture）
7. 腭大孔（greater palatine foramen）
8. 腭小孔（lesser palatine foramen）
9. 下鼻甲（inferior turbinate）

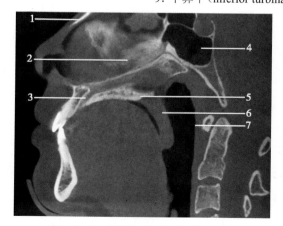

图 2-1-15　经腭中缝层面矢状位图像

1. 鼻骨（nasal bone）　2. 筛骨垂直板（perpendicular plate of ethmoid bone）
3. 切牙管（incisive canal）　4. 蝶窦（sphenoidal sinus）　5. 硬腭（hard palate）
6. 软腭（soft palate）　7. 咽后壁（posterior pharyngeal wall）

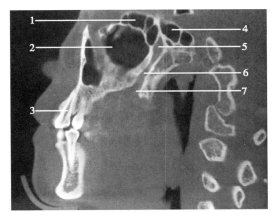

图 2-1-16 经左侧尖牙层面矢状位图像

1. 筛窦（ethmoidal sinus） 2. 上颌窦（maxillary sinus） 3. 左侧上颌尖牙（left maxillary canine）
4. 蝶窦（sphenoidal sinus） 5. 翼腭窝（pterygopalatina fossa） 6. 翼腭管（pterygopalatine canal）
7. 腭大孔（greater palatine foramen）

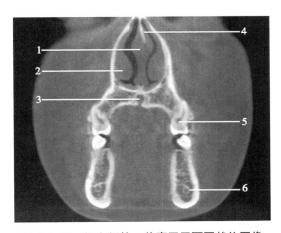

图 2-1-17 经上颌第一前磨牙层面冠状位图像

1. 鼻中隔（nasal septum） 2. 下鼻甲（inferior turbinate）
3. 切牙管（incisive canal） 4. 筛骨垂直板（perpendicular plate of ethmoid bone）
5. 左侧上颌第一前磨牙（left maxillary second premolar）
6. 下颌神经管（inferior alveolar nerve）

1. 软腭的 CBCT 解剖特点 软腭是由腭帆张肌、腭帆提肌、悬雍垂肌、腭舌肌、腭咽肌以及周围的结缔组织和腱膜构成的形态复杂的结构（图 2-1-19）。CBCT 对软组织分辨率较低，并不是评估软腭结构形态的最佳影像学检查手段，但是了解软腭在 CBCT 影像上的表现，能够及早发现非软腭疾病主诉患者的软腭问题，对进一步的检查诊断具有重要意义。

在 CBCT 矢状位上，腭帆张肌与腭帆提肌表现为在软腭中外份向后上走行的团片状软组织密度影，悬雍垂表现为在软腭中份向下的指状软组织密度影，腭咽肌则为在软腭两侧的带状软组织密度影，在儿童或扁桃体肥大患者可在悬雍垂和腭咽肌间见到明显膨大的团

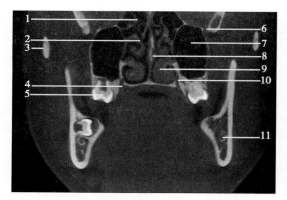

图 2-1-18　经双侧第三磨牙层面冠状位图像

1. 筛窦（ethmoidal sinus）　2. 中鼻甲（middle nasal concha）　3. 颧弓（zygomatic arch）
4. 腭大孔（greater palatine foramen）　5. 右侧上颌第三磨牙（right maxillary third molar）
6. 眶下裂（inferior orbital fissure）　7. 上颌窦（maxillary sinus）　8. 鼻中隔（nasal septum）
9. 下鼻甲（inferior turbinate）　10. 翼腭管（pterygopalatine canal）
11. 下颌神经管（inferior alveolar nerve）

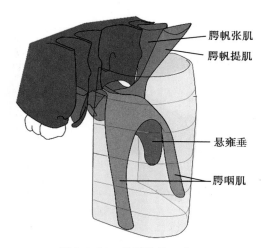

图 2-1-19　软腭结构示意图

状的软组织影像，即为扁桃体。在 CBCT 冠状位上，两侧的腭帆张肌与腭帆提肌向外上走行，两侧腭咽肌向外下走行，悬雍垂位于中间，向下垂。在 CBCT 水平位上，悬雍垂呈圆形，随着水平面降低，逐渐变细消失，悬雍垂两侧可见到腭咽肌的影像（图 2-1-20）。

　　2. 软腭在头影测量侧位片及 CBCT 表现的比较　以往传统的软腭评估方法建立在侧位片的基础上，CBCT 作为一种三维影像学检查，能够使我们更好地理解侧位片上软腭的形态。因为腭咽肌与悬雍垂在上下和前后位置相似，因此在侧位片投照时，这两个结构会相互重叠，从而形成侧位片上软腭下份的形态。通过对四川大学华西口腔医院无唇腭裂病史的正畸患者的 CBCT 影像与相应的侧位片的对比分析发现，不同的侧位片软腭形态（鼠

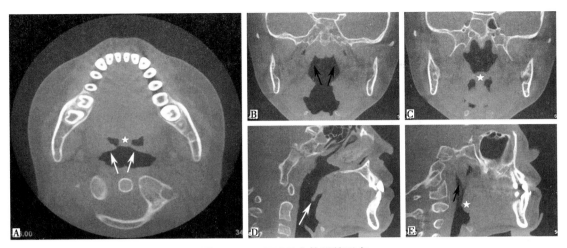

图 2-1-20　CBCT 上软腭的形态
A．水平位　B、C．冠状位　D、E．矢状位
悬雍垂（星号），腭咽肌（白色箭头），腭帆张肌和腭帆提肌（黑色箭头）

尾形、柳叶形、S 形）所对应的 CBCT 影像上的腭咽肌与悬雍垂的空间相对位置不同。柳叶形软腭的腭咽肌与悬雍垂矢状方向上距离最近，两种结构重叠充分；S 形软腭腭咽肌与悬雍垂矢状方向上距离最远，两种结构重叠部分少，主要重叠于软腭后方；鼠尾形软腭介于前两者之间（图 2-1-21，图 2-1-22）。腭咽肌与悬雍垂不同的重叠方式影响侧位片上软腭的形态，同样会影响侧位片上软腭长度的测量。对于鼠尾形软腭，其侧位片上软腭长度明显短于 CBCT 正中矢状位上长度，而对于 S 形软腭，其侧位片上软腭长度长于 CBCT 正中矢状位上长度。因此，当我们通过传统的侧位片进行软腭的长度测量时，需要将软腭形态这个影响因素考虑进去。

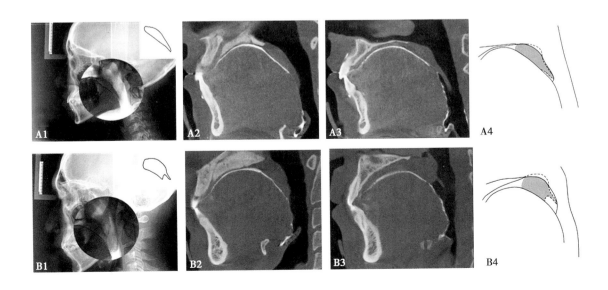

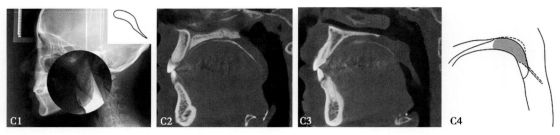

图 2-1-21　柳叶形、鼠尾形、S 形软腭侧位片与相应的 CBCT 矢状位截图
A1～A4 柳叶形软腭　B1～B4 鼠尾形软腭　C1～C4 S 形软腭　A2、B2、C2 CBCT 正中矢状位
A3、B3、C3 出现腭咽肌影像的 CBCT 矢状位　A4、B4、C4 矢状位重叠示意图，各 CBCT 矢状
位图像中腭部与舌背之间的高密度弧形为吞硫酸钡所成影像

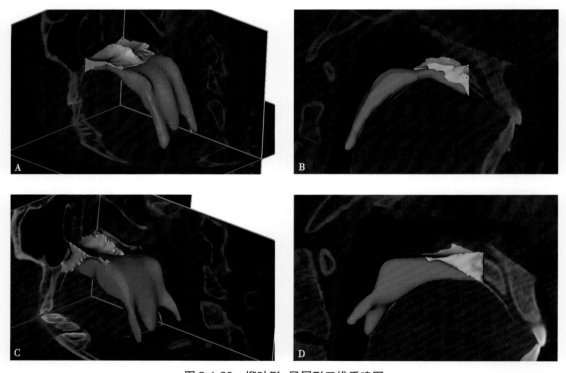

图 2-1-22　柳叶形、鼠尾形三维重建图
A. 柳叶形软腭（后侧面观）　B. 柳叶形软腭（侧面观）　C. 鼠尾形软腭（后侧面观）　D. 鼠尾形软腭（侧面观）

三、纤维鼻咽镜下的正常解剖图像

　　纤维鼻咽镜经中鼻道进入鼻咽腔，可观察软腭鼻腔面及各侧咽壁。鼻咽顶部和咽后壁交界处可见腺样体（adenoids），又称咽扁桃体（pharyngeal tonsils），为附着于鼻咽顶部和后壁交界处的一团淋巴组织。婴儿出生时鼻咽部即有淋巴组织，随年龄的增长而增生，6 岁时达到最大程度，后逐渐退化（图 2-1-23，图 2-1-24）。

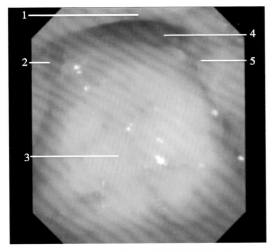

图 2-1-23 正常成人纤维鼻咽镜图像

1．软腭（soft palate） 2．左侧咽侧壁（left lateral pharyngeal wall）

3．咽后壁（posterior pharyngeal wall） 4．腭咽口（velopharyngeal orifice）

5．右侧咽侧壁（right lateral pharyngeal wall）

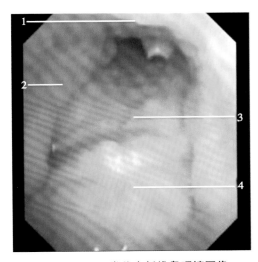

图 2-1-24 正常儿童纤维鼻咽镜图像

5 岁儿童，咽后壁上方见表明凹凸不平的腺样体

1．软腭（soft palate） 2．左侧咽侧壁（left lateral pharyngeal wall）

3．咽后壁（posterior pharyngeal wall） 4．腺样体（adenoids）

第二节 唇腭裂患者牙槽骨、硬腭及鼻咽区的影像

先天性唇腭裂包括唇裂、腭裂、牙槽突裂。根据裂隙部位不同唇裂可分为单侧唇裂、双侧唇裂，根据裂隙严重程度可分为微小型唇裂、不完全性唇裂、完全性唇裂；腭裂分类中，

完全性腭裂是指自悬雍垂至切牙孔完全裂开，硬软腭裂指自悬雍垂至硬腭部裂开，软腭裂特指悬雍垂至软腭裂开；牙槽突裂则以裂隙是否波及切牙孔为参照，分为完全性牙槽突裂和不完全性牙槽突裂。与正常人的影像表现不同，唇腭裂患者常因胚胎时期面突发育异常导致上颌骨形态和结构发生改变：中线处硬腭骨板部分或全部缺失；裂侧上颌骨向内后塌陷；上颌前牙区牙槽突骨质节段性缺失；上颌骨三维方向上不同程度的发育障碍等。对鼻咽区结构而言，最大不同在于唇腭裂患者的软腭较正常人短小且肌肉附着异常，因此发音时软腭无法与咽后壁贴合，导致腭裂语音的发生。偶有行咽成形术（pharyngoplasty）患者于头颅侧位片上可查见咽后壁与软腭鼻腔面之间借条状或柱状组织相连。

一、唇腭裂患者X线平片的解剖影像

1. 唇腭裂患者头影测量侧位片的解剖

（1）在头影测量侧位片上，腭裂患者的硬腭骨质缺损，硬腭区影像不似正常人呈致密影，而且后鼻棘（PNS）多显示不清晰。不同唇腭裂个体间软腭长度和形态差异较大，经腭再成形术患者的软腭长度可得到有效延长，但仍有部分患者的软腭由于存在软组织缺损及整复术后瘢痕组织，软腭形态多不规则，表现为短小趋势。特别是在接受过咽成形术的患者，软腭鼻腔面与咽后壁相连，原有解剖形态发生改变。此外，观察唇腭裂患者上颌骨发育时，头影测量侧位片是最好的选择（图2-2-1～图2-2-4）。

（2）唇腭裂患者软腭的肌群组成虽与正常人相同，但由于腭部裂隙的存在，改变了软腭五对肌肉肌纤维应有的附着位点，进而导致腭咽部肌环的完整性遭到破坏，发音时各肌肉无法完成相应收缩功能。因此，部分唇腭裂患者的软腭在发音时有别于正常人。发音时部分唇腭裂患者的软腭膝点不明显，软腭形态也不似正常个体呈抬膝状，仅表现为软腭整体的轻微上抬，因此发音时软腭的水平和竖直部分不似正常个体明显成角，甚至无法形成发音时的水平、竖直部分（图2-2-5～图2-2-8）。

2. 唇腭裂患者头影测量正位片、后前位片的解剖
完全性牙槽突裂的后前位片主要表现为前牙区牙槽突骨质的缺损、鼻底骨质不连续；不完全性牙槽突裂的后前位片则主要表现为前牙区牙槽骨的部分缺损，未达鼻底；解剖结构重叠或牙槽骨缺损区裂隙影像被正常骨影像覆盖时，后前位片无法清晰显示牙槽突裂的详细情况。唇腭裂患者拍摄头影测量正位片主要用于测量患者的颌骨发育状况，其在观察牙槽突裂时同样存在较大局限性（图2-2-9～图2-2-11）。

3. 唇腭裂患者咽腔造影的解剖
咽腔造影常用于检查腭裂术后的腭咽闭合情况，其在传统头颅侧位片的基础上，将造影剂通过鼻腔注入鼻咽部，从而通过造影剂更好的显示腭咽区解剖结构，以期在静止位和发音位时更清晰的观察软腭及其运动，了解腭咽闭合功能。进行鼻咽部造影前，先让患者将鼻腔分泌物排净；制作造影剂时，先用温热水溶解阿拉伯胶，然后加入一定比例钡粉调成造影剂，拉起呈细线状时即可使用无针头注射器将约3-5ml造影剂注入鼻孔，确保鼻咽区有造影剂滞留。随着头影侧位片影像清晰度的增加，加之造影剂产生不适感、分布不均匀等问题，咽腔造影的使用逐渐减少（图2-2-12～图2-2-14）。

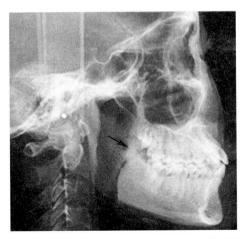

图 2-2-1　唇腭裂患者的头影测量侧位片影像
（病例一）

双侧完全性腭裂术后患者，女性，20 岁

硬腭区水平线状致密影不明显，后鼻嵴点不明确，软腭短小（黑色箭头），上颌骨发育尚可

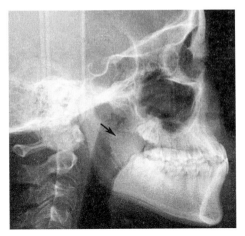

图 2-2-2　唇腭裂患者的头影测量侧位片影像
（病例二）

硬软腭裂术后患者，伴左侧不完全性牙槽突裂，女性，17 岁

硬腭区水平线状致密影不明显，后鼻嵴点不明确，软腭形态不规则，呈团块状中等密度影像（黑色箭头）

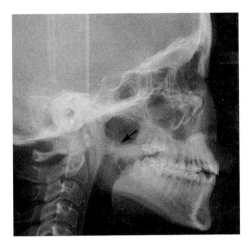

图 2-2-3　唇腭裂患者的头影测量侧位片影像
（病例三）

硬软腭裂咽后壁瓣术后患者，女性，20 岁

硬腭区水平线状致密影不明显，后鼻嵴点不明确，其软腭鼻腔面与咽后壁相连（黑色箭头）

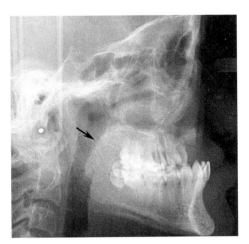

图 2-2-4　唇腭裂患者的头影测量侧位片影像
（病例四）

双侧完全性腭裂术后患者，伴双侧完全性牙槽突裂，男性，14 岁

上颌骨发育不足，硬腭区水平线状致密影不明显，后鼻嵴点不明确，软腭长度尚可（黑色箭头）

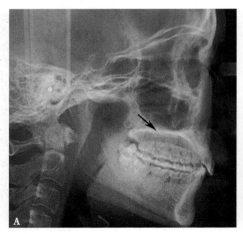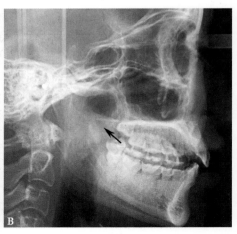

图 2-2-5   唇腭裂患者发音时软腭形态（病例一）

腭隐裂患者，女性，35 岁

A．静止位头影测量侧位片示硬腭呈线状致密影（黑色箭头），PNS 点较清晰   B．发音位头影测量侧位片示发音时软腭似正常人呈抬膝状，水平和竖直部分成锐角（黑色箭头）

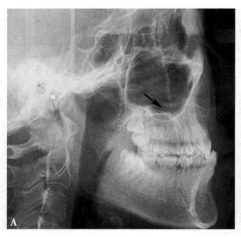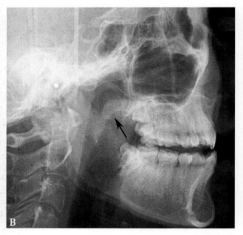

图 2-2-6   唇腭裂患者发音时软腭形态（病例二）

右侧完全性腭裂整复术后患者，女性，18 岁

A．静止位头影测量侧位片示硬腭影像不清晰（黑色箭头），PNS 点不明确，上颌骨发育不足
B．发音位头影测量侧位片示发音时软腭呈抬膝状，水平和竖直部分成近直角（黑色箭头）

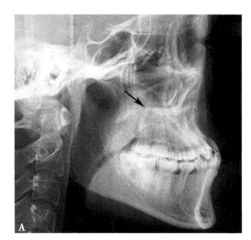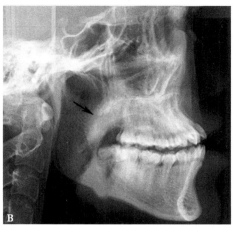

图 2-2-7 唇腭裂患者发音时软腭形态(病例三)
左侧完全性腭裂整复术后患者，女性，18 岁
A. 静止位头影测量侧位片示硬腭影像欠清晰（黑色箭头），PNS 点不明确，上颌骨发育不足
B. 发音位头影测量侧位片示发音时软腭轻微上抬，未形成明显的水平、竖直部分（黑色箭头）

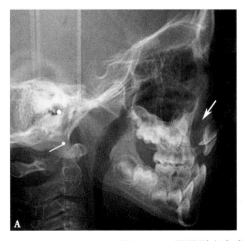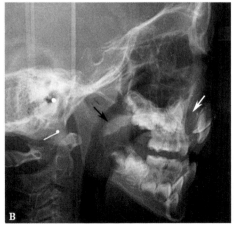

图 2-2-8 唇腭裂患者发音时软腭形态(病例四)
双侧完全性腭裂整复术后患者，伴双侧完全性牙槽突裂，男性，5 岁
A. 静止位头影测量侧位片，前牙区牙槽骨骨质不连续（白色箭头） B. 发音位头影测量侧位片，发音时软腭虽似扇形明显上抬，但未见明显膝点，未形成水平、竖直部分（黑色箭头）

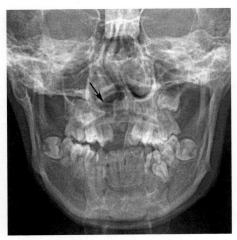

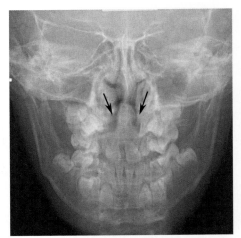

图 2-2-9   右完全性牙槽突裂

男性,19 岁,其头影测量正位片显示右侧鼻底骨质不连续(黑色箭头)

前牙区牙槽骨因影像重叠显示不清晰

图 2-2-10   双侧完全性牙槽突裂

男性,9 岁,其后前位片显示双侧鼻底骨质不连续(黑色箭头)

前牙区牙槽骨因影像重叠显示不清晰,前牙移位

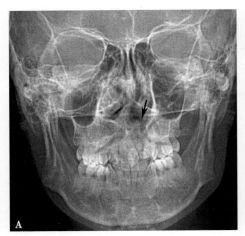

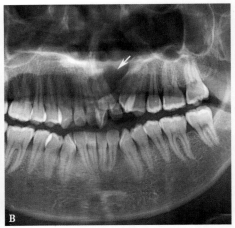

图 2-2-11   唇腭裂患者的头影测量正位片、全景片影像

左完全性牙槽突裂患者,男性,21 岁

A. 头影测量正位片示左侧鼻底骨质不连续(黑色箭头),左上颌前牙移位,但牙槽骨区显示不清   B. 全景片示左上颌前牙区牙槽骨缺损至鼻底(白色箭头),前牙移位

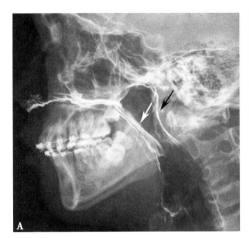
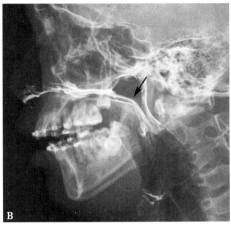

图 2-2-12　唇腭裂患者的咽腔造影图像（病例一）

A. 静止位咽腔造影示软腭鼻腔面（白色箭头）和咽后壁（黑色箭头）显示清晰　B. 发音位咽腔造影示软腭上抬，膝点清晰（黑色箭头），水平和竖直部分夹角钝，咽后壁向前运动不明显

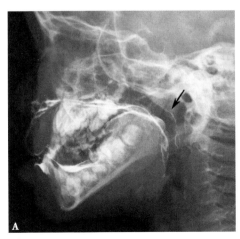
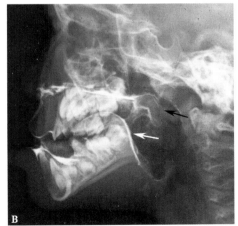

图 2-2-13　唇腭裂患者的咽腔造影图像（病例二）

A. 静止位咽腔造影示软腭显示清晰，咽后壁造影剂分布较少（黑色箭头）　B. 发音位咽腔造影示软腭上抬，膝点清晰，水平和竖直部分夹角近直角（黑色箭头），软腭鼻腔面和咽后壁造影剂分布少，但在舌体背面可见造影剂分布（白色箭头）

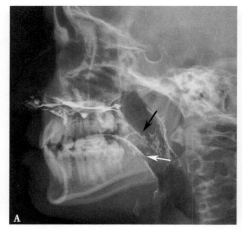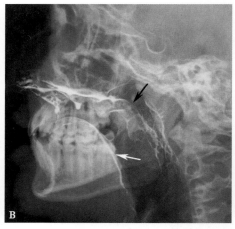

图 2-2-14　唇腭裂患者的咽腔造影（病例三）

A．静止位咽腔造影示造影剂在鼻咽区分布杂乱（黑色箭头）　B．发音位咽腔造影示软腭上抬时鼻腔面造影剂分布中断（黑色箭头）　A、B 可见舌背面的造影剂影像（白色箭头）

二、唇腭裂患者 CBCT 的解剖影像

1. 腭裂的解剖特点

（1）单侧完全性腭裂：单侧完全性腭裂前起切牙孔后至腭垂，为贯穿整个腭部一侧的一种缺裂。水平位缺损形态不规则，大致呈 \\ 形，或 ∧ 形，往往和同侧单侧牙槽突裂伴发，矢状位可见患侧硬腭完全游离不与犁骨连接，而健侧硬腭与犁骨相连，患侧口腔与鼻腔仅有黏膜相隔或与鼻腔相通（图 2-2-15）。

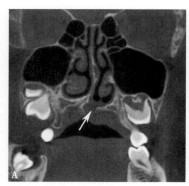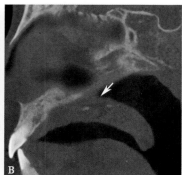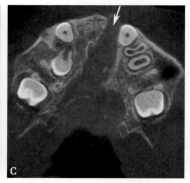

图 2-2-15　左侧完全性腭裂伴牙槽突裂

A．CBCT 冠状位示左侧硬腭骨质不连续（白色箭头），不与犁骨相连　B．CBCT 矢状位示硬腭骨质缺损（白色箭头）　C．CBCT 水平位示自前牙区牙槽突至软腭见"//"形裂隙（白色箭头）

（2）双侧完全性腭裂：此种腭裂前起切牙孔后至腭垂，贯穿整个腭部正中，是比单侧完全性腭裂更加广泛的缺裂。水平位可见两侧硬腭骨板发育不足，互不连接，与犁骨完全分离，犁骨居中位于两侧腭板的上方。这种类型的腭裂往往伴有双侧牙槽突裂，继发腭与原

发腭完全分离，即前颌部完全不与两侧的牙槽嵴相连（图2-2-16）。

（3）硬软腭裂：此种腭裂是指腭部裂隙自悬雍垂至硬腭裂开，裂隙前端未累及切牙孔。其主要特点是裂隙仅限于腭部，不与唇部和牙槽突相连，裂隙相对较小，但有的患者可伴发唇裂和牙槽突裂。此类型患者 CBCT 水平位上可查见硬腭骨板中线处部分骨质缺如。另外，此类型腭裂患者常出现上颌骨生长发育异常，且伴发综合征得可能性远大于其他腭裂类型（图2-2-17）。

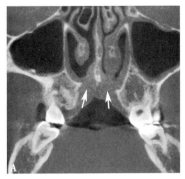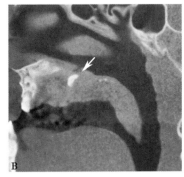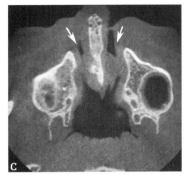

图2-2-16　双侧完全性腭裂伴牙槽突裂

A. CBCT 冠状位示双侧硬腭互不连接（白色箭头），且不与犁骨相连　B. CBCT 矢状位示硬腭骨质缺损（白色箭头），形态不规则　C. CBCT 水平位示双侧前牙区牙槽突至软腭见两条不规则裂隙（白色箭头）

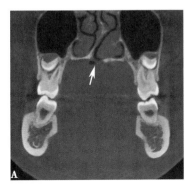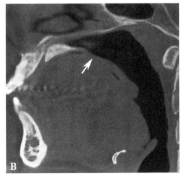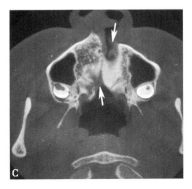

图2-2-17　硬软腭裂伴左侧牙槽突裂

A. CBCT 冠状位示左侧硬腭骨质未与犁骨相连（白色箭头）　B. CBCT 矢状位示硬腭后份骨质缺如（白色箭头）　C. CBCT 水平位示左侧前牙区牙槽突（上方白色箭头）及硬腭后份（下方白色箭头）不规则骨质缺损

2. 牙槽突裂的解剖特点（见第六章）。

三、唇腭裂患者纤维鼻咽镜的图像

纤维鼻咽镜主要适用于腭裂术后、腭隐裂（submucous cleft palate，SMCP）及先天性腭咽闭合不全（congenital velopharyngeal incompetency，CVPI）患者腭咽闭合功能的评估，同时能较好观察腭隐裂及咽壁的具体情况。纤维鼻咽镜是诊断腭隐裂的首选检查方法，其镜下常见的阳性体征主要有：软腭完整且口腔面中线可见白色透明带；发音时硬腭后份倒 V 形凹陷（图 2-2-18，图 2-2-19）；悬雍垂裂开。与正常人相比，先天性腭咽闭合不全患者在软腭的结构和形态上并无明显差异，仅在发音时镜下查见腭咽口无法闭合，有学者认为这可能

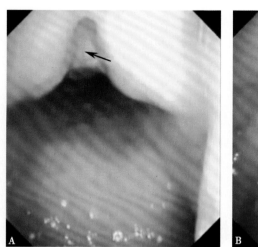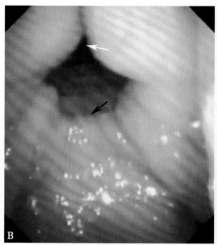

图 2-2-18　腭隐裂患者的纤维鼻咽镜图像（病例一）

患者女性，14 岁

A. 静息时硬软腭交界区可见倒 V 形凹陷，其下方软组织尚连续（黑色箭头）　B. 发音时倒 V 形凹陷仍可见（白色箭头），腭咽口未封闭，咽后壁可见派氏嵴（黑色箭头）

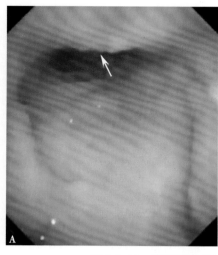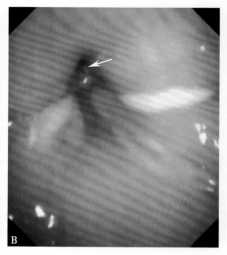

图 2-2-19　腭隐裂患者的纤维鼻咽镜图像（病例二）

患者女性，15 岁

A. 静息时软腭完整，V 形凹陷不可见（白色箭头）　B. 发音时硬腭后份见倒 V 形凹陷（白色箭头）

与软腭部神经－肌肉调控异常关系密切（图 2-2-20，图 2-2-21）。对于腭裂术后患者，特别是咽后壁瓣术后患者，纤维鼻咽镜可直观有效地观察软腭及咽腔各结构静息状态和运动状态的特点，并可以准确评估各个结构在状态改变时的动度强弱，从而针对性指导腭裂二期术式的选择（图 2-2-22，图 2-2-23）。

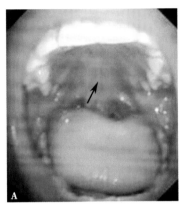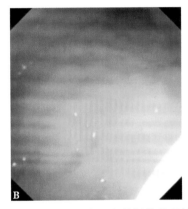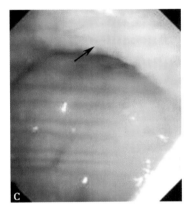

图 2-2-20　先天性腭咽闭合不全患者的纤维鼻咽镜图像（病例一）

患者女性，16 岁

A. 口腔面图像示硬腭区覆盖黏膜规整，软腭结构正常、未见缺损（黑色箭头）　B. 静息时腭咽口　C. 发音时软腭鼻腔面黏膜光滑连续，无瘢痕，发音时硬软腭区未见凹陷（黑色箭头），腭咽口未闭合

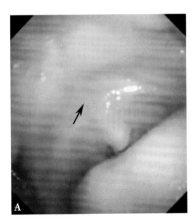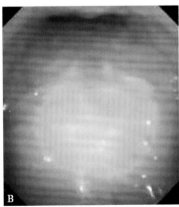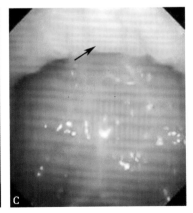

图 2-2-21　先天性腭咽闭合不全患者的纤维鼻咽镜图像（病例二）

患者女性，19 岁

A. 口腔面图像示硬腭区覆盖黏膜规整，软腭结构正常、未见缺损（黑色箭头）　B. 静息时腭咽口　C. 发音时软腭鼻腔面黏膜光滑连续，无瘢痕，发音时硬软腭区未见凹陷（黑色箭头），腭咽口未完全闭合

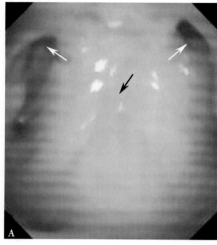
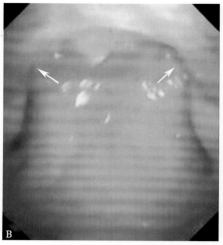

图 2-2-22　咽成形术后患者的纤维鼻咽镜图像（病例一）

硬软腭裂术后患者，女性，15 岁

A. 静息时图像示咽瓣术后，瓣体宽度适宜（黑色箭头），双侧通气孔通畅（白色箭头）

B. 发音时咽侧壁收缩，两侧通气孔完全闭合（白色箭头）

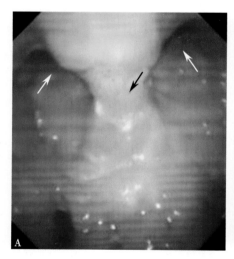
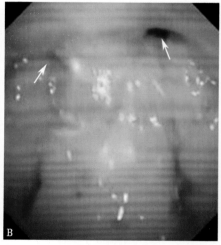

图 2-2-23　咽成形术后患者的纤维鼻咽镜图像（病例二）

A. 静息时图像示咽瓣术后，瓣体较窄（黑色箭头），双侧通气孔通畅（白色箭头）

B. 发音时左侧通气孔完全闭合（左白色箭头），右侧基本闭合（右白色箭头）

第三章

正常人的腭咽功能评价

腭咽闭合或腭咽闭合完全（velopharyngeal compentency，VPC）为正常共鸣的必要条件，指发非鼻音时，通过软腭的上抬、咽侧壁和咽后壁的内收，关闭腭咽口，从而将鼻咽腔和口咽腔分开，获得正常的语音。达到良好的腭咽闭合是获得正常语音的基础，如何准确地评估、定位个体的腭咽功能成为临床工作中的焦点问题。大多数情况下，能否获得理想的腭咽闭合主要取决于软腭动度，其次咽后壁、咽侧壁的运动也有助于腭咽闭合。

第一节　正常语音的形成原理

声音的产生原理是物质振动产生的声波在介质中传递的结果。人类语音的产生也遵从这样的原理，但却是一个更为复杂的过程：肺内呼出的气流振动声带，通过气道，在大脑中枢神经的支配下，各发音器官精密调控气流的压力和速度，形成不同频率、强度的声波，从而形成不同的语音。

正常语音的产生除了依赖必需的解剖结构——声带和声道，还需要适宜的口内压力和能量。气流经过声道，在不同的位置段，有一些"阀门"可以不同程度地开放或关闭，从而改变气道的形状和对气流的阻力，造成气流的流速、方向和压力变化。这些"阀门"包括喉部、腭咽部、舌和唇。气流必须以协调准确的方式通过这些阀门，才能形成清晰的语音。

腭咽阀门的位置在腭咽口处，作用是通过软腭向后上方抬起，与咽壁接触，组成一个三维肌性阀门。腭咽口在静息呼吸时开放，气流畅通无阻地进入鼻腔，保持呼吸通畅；腭咽口在进食吞咽时严密闭合以防止食物和液体返流。发音时，腭咽闭合集中体现这个阀门的作用功效。发非鼻音语音时，气流穿过声带，向上经声门至咽腔，腭咽阀门完全关闭，气流进入口腔，形成口腔元音和辅音；发鼻音时，腭咽阀门开放，气流同时进入口腔和鼻腔，形成鼻元音和鼻辅音。

舌、唇是最灵活的发音器官，通过改变口腔内各个结构之间的相对位置和相互接触关系，对进入口腔的气流和声音能量形成不同程度的堵塞，最终形成元音和不同的口腔辅音。

第二节　纤维鼻咽镜下的正常腭咽闭合

　　腭咽功能的客观评估和测量是腭裂手术效果评价和腭裂语音评价中极其重要的部分，通常需要通过一些仪器完成，比如多角度荧光透视摄像、侧位 X 线头影测量、鼻音计、语图仪等等，这些设备可以直接或间接地观察腭咽运动，反映腭咽收缩功能，为手术和研究提供客观数据。其中纤维鼻咽镜是临床最常用的检测设备，也是较多唇腭裂治疗中心的首选设备。

　　电子鼻咽镜是一种可随意弯曲、柔软、纤细的内腔镜，由导光性能良好的玻璃纤维制成，其外部接有冷光源照明，能通过鼻道到达腭咽口上方，在高于软腭平面的位置，直接观察软腭的鼻腔面、咽侧壁和咽后壁的形态和运动，并可以在持续发音状态下，观察腭咽闭合运动形态、程度、对称性和模式，还可以了解腭咽口其他部分组织的形态。

　　完全的腭咽闭合是腭咽口各部分组织协调运动的功能表现：吞咽和发口腔音时腭咽口关闭，呼吸和发鼻音时腭咽口开放，以确保正常的生理功能。腭咽闭合的形式根据软腭、咽侧壁和咽后壁的不同贡献而分类，主要包括冠状闭合、矢状闭合、环状闭合以及有派氏嵴参与的环状闭合。尽管在正常腭咽闭合机制中，咽后壁向前的运动倾向最轻微，但在某些个体完成腭咽闭合过程中，咽后壁可明显向前膨出，称为派氏嵴。冠状闭合是以软腭的向后上收缩上抬运动为主，其与咽壁紧密接触，从而达到腭咽闭合。环状闭合时，软腭、咽侧壁都参与收缩运动，共同完成腭咽闭合。环状闭合伴派氏嵴即不仅软腭、咽侧壁参与收缩运动，咽后壁向前运动明显突出形成派氏嵴。矢状闭合即以两侧咽侧壁向中线的收缩靠拢为主的闭合模式（图 3-2-1～图 3-2-4）。

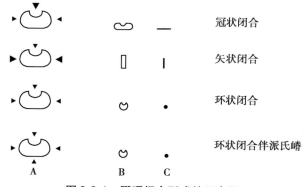

图 3-2-1　腭咽闭合形式的示意图

A. 不规则图形上方代表软腭，下方为咽后壁，两侧为咽侧壁，三角符号的大小体现不同结构在腭咽闭合中的贡献多少，越大贡献越多
B. 发音时未闭合的腭咽口　C. 发音时完全闭合的腭咽口
（图片来自《腭裂语音评估与治疗》）

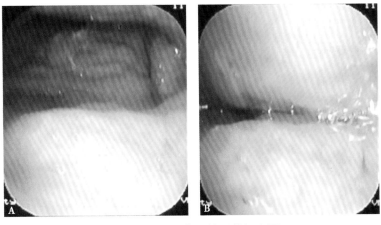

图 3-2-2　纤维鼻咽镜冠状闭合图

A. 静息时腭咽口　B. 发音时软腭向后上收缩上抬运动，与咽壁紧密接触

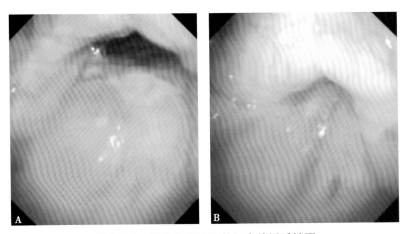

图 3-2-3　纤维鼻咽镜环状闭合伴派氏嵴图

A. 静息时腭咽口　B. 发音时软腭、咽侧壁和咽后壁共同参与收缩运动，完成腭咽闭合

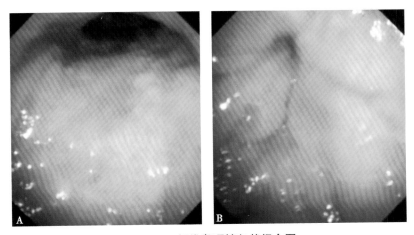

图 3-2-4　纤维鼻咽镜矢状闭合图

A. 静息时腭咽口　B. 发音时两侧咽侧壁向中线收缩运动，达到腭咽闭合

第三节   头影测量侧位片评估腭咽闭合

一、正常人腭咽闭合情况

头影测量侧位片不仅可用于生长发育的评估，还可以用于观察软腭、咽后壁的运动，在一定程度上可以提示腭咽闭合功能状况（仅在矢状面上提示腭咽闭合功能）。正常人发音时，软腭向后上抬起与咽后壁贴合，实现腭咽闭合（图 3-3-1，图 3-3-2）。少数正常人发音时出现软腭无法与咽后壁实现贴合的情况（图 3-3-3，图 3-3-4），原因考虑头影测量侧位片无法反映咽侧壁向中线的运动、仅展示发音过程中某一时刻的影像。

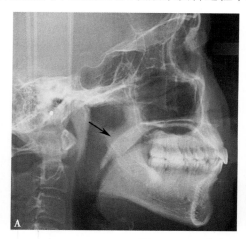 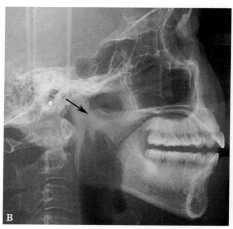

图 3-3-1   正常人腭咽闭合情况（示例一）
A. 静止位头影测量侧位片示软腭呈鼠尾形（黑色箭头）   B. 发音位头影测量侧位片示发音时软腭向上后抬起与咽后壁贴合，实现腭咽闭合（黑色箭头）

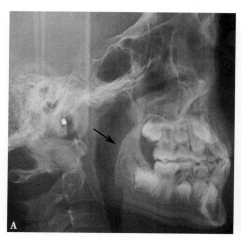 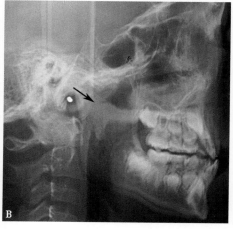

图 3-3-2   正常人腭咽闭合情况（示例二）
A. 静止位头影测量侧位片示静态时软腭（黑色箭头）   B. 发音位头影测量侧位片示发音时软腭向上后抬起与咽后壁贴合，实现腭咽闭合（黑色箭头）

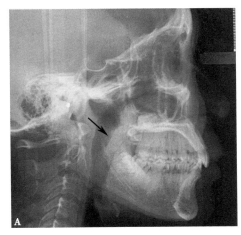
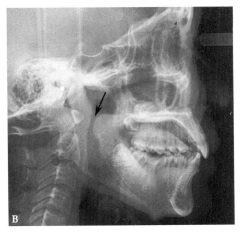

图 3-3-3 正常人腭咽闭合情况（示例三）

A. 静止位头影测量侧位片示软腭呈短粗形（黑色箭头） B. 发音位头影测量侧位片示发音时软腭向上后抬起未与咽后壁贴合（黑色箭头）

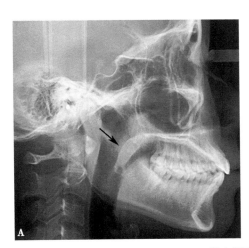
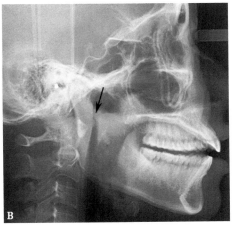

图 3-3-4 正常人腭咽闭合情况（示例四）

A. 静止位头影测量侧位片示软腭呈内钩形（黑色箭头） B. 发音位头影测量侧位片示发音时软腭向上后抬起未与咽后壁贴合（黑色箭头）

二、不同音量与腭咽闭合情况的相关性

解剖结构与生理功能是相辅相成的。正常人的软腭是位于腭咽部、与发音和吞咽等功能息息相关的肌性软组织结构。目前进行的腭咽结构与功能研究中，虽然均为发音功能状态下的描述，但具体的发音方式的规定并不明确，与腭咽闭合的关系讨论不足：Marja 等通过对高鼻音、鼻漏气以及腭裂发音不清的程度来量化腭裂语音程度，针对腭裂患者年龄因素来评估术后腭咽闭合情况；Kornelis 等通过对鼻音度的评分和病理语音感性评价，研究与腭裂语音的相关性时，对语音的样本要求正常的音素分布；Tian W 等采用磁共振成像扫描

技术测量不同年龄与性别组小儿患者的软腭伸缩、咽腔结构比等指标时，设计了 /a:/、/i:/、/ts:/、/m:/ 等多个音节的训练与测试；Rieves 等利用一种气流重定向系统的电声门扫描技术，用于气管切开的患者腭咽结构的评估，虽然提到了在不同音量下的测试，但主要测量发声的阈压；Lee GS 等通过定义高低音调比，由语音师的感性评价高鼻音腭裂患者持续发 6 种不同元音时的鼻音度，分析音调比与评分相关性，以探索一种量化高鼻音的新指标等等。通过以上的研究可知，发音状况下的腭咽功能研究是目前评估腭咽闭合的重要手段。然而，语音的产生除了语素的构成外，音量大小这一声音属性也将影响腭咽闭合的情况。

四川大学华西口腔医院对正常成年人不同音量下发音时腭咽闭合情况的研究中发现，正常人在持续发高元音"/i/"时，高音量发音组检测出的腭咽闭合阳性率明显高于低音量发音组。部分发音量较低时出现腭咽闭合不全的受试者在高音量发音时可以达到腭咽闭合完全；但发高音时表现腭咽闭合不全的受试者，在低音量测试中也同样表现为腭咽闭合不全，即不存在低音时闭合完全而高音量反而表现闭合不完全的情况。增大发音量可使软腭功能水平部与功能竖直部所成的角度增大，使膝部以及软腭末端与咽后壁更接近甚至贴合，从而增加了软腭闭合的概率和腭咽闭合宽度。同时，当软腭收缩达到一定功能长度时，增大发音量引起的软腭整体水平抬高和咽后壁前移程度的增加，均增大了腭咽闭合的概率与腭咽闭合宽度。

20 世纪 Skonick 对腭咽闭合的类型分为冠状型、半环形、环形和矢状形四种。由于腭咽闭合不仅有硬腭后份、软腭与咽后壁的参与，咽腔侧壁在该过程中也起到重要的作用，但头影测量侧位片二维成像的原因，只能表现矢状位上的腭咽闭合情况。因此在头影测量侧位片中显示腭咽闭合不全的受试者在实际的腭咽闭合情况中是否真的存在闭合不全现象，还应该结合鼻咽纤维镜等仪器设备直观的观察与确诊。但有一点可以证实的是，不同音量发音情况下，腭咽闭合确有不同表现。因此，发音音量标准化在腭咽闭合功能评价中是非常必要的（图 3-3-5）。

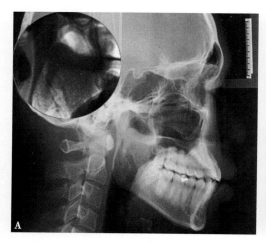
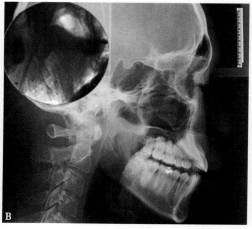

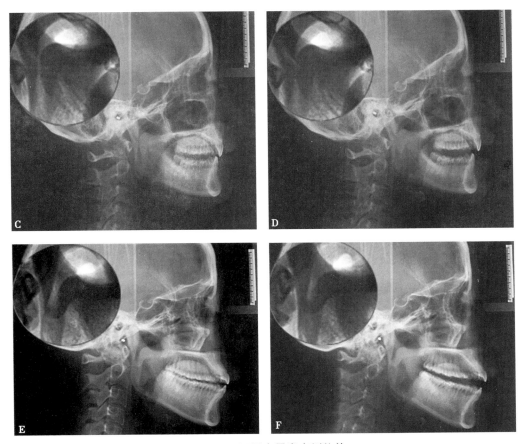

图 3-3-5　不同音量发音侧位片

A. 低音量发音时可见软腭向后上抬起，部分紧贴咽后壁　B. 大音量发音时，软腭垂直部全部紧贴咽后壁　C. 低音量发音时可见软腭向后上抬起，但未紧贴咽后壁，可见一缝隙　D. 大音量发音时，可见部分软腭紧贴咽后壁　E. 低音量发音时可见软腭向后上抬起，但未能紧贴咽后壁，可见一明显间隙　F. 大音量发音时，软腭虽未能紧贴咽后壁，但可见间隙缩窄

第四章

唇腭裂患者的腭咽功能评价

唇腭裂患者腭裂整复手术的最终目的是实现腭咽闭合，恢复正常的语音功能。因此，对于患者术前、术后腭咽功能准确的评估是腭裂手术效果评价的关键。

第一节　腭咽闭合功能评估的基本方法

腭咽闭合功能的评价主要从两方面进行，主观评价和客观评价。主观评价是指通过检查者听觉的判听或视觉的判读，对被检查者的语音状况进行计分和分级评价；客观评价是利用仪器设备通过对解剖形态的观察、运动功能的测定或空气动力学指标的测量等进行直接或间接的腭咽功能评估。本节主要介绍国内外常见的腭咽功能评估方法。

一、主观评价

在腭裂语音中，主观评估与客观评估的结合是各治疗中心最常用的腭咽闭合的诊断方法，主观判听仍是腭裂语音评估的"金标准"，由专业语音师的主观判断完成。主观评估是由经验丰富的语音师，通过对患者口腔结构的检查，连续动态的语音判听，结合患者的语音表现对腭咽闭合做出的总体诊断。研究证实主观判听可以预测腭咽闭合不全患者的腭咽口大小，而客观评估可在主观评估的基础上，进一步明确患者的腭咽运动模式和腭咽闭合不全的程度、概率等。主观评估，因其安全无创、实用、不受设备环境限制，适用于任何年龄患者，易于推广，在一定程度上可以承担起术后腭咽闭合效果评估的重任。

尽管主观评估有仪器设备无法比拟的灵活与实用，但作为一种以人工辨听经验为主的评估技术，主观评估会存在一定程度的误差，尤其是发音时未闭合的腭咽口面积较小且呈现复杂代偿性构音的患者，需要借助纤维鼻咽镜等客观检测设备。主观判听是通过听觉辨别方式判断腭咽功能的状态，而纤维鼻咽镜通过发音时腭咽口的运动形态直观证明腭咽功能。但因为发音本身是一项复杂的神经、器官运动，而且腭裂患者本身发音具有复杂的病理特质，所以不能仅仅依靠二维镜像判断腭咽功能，这也是腭裂语音和腭咽闭合评估中困难和有趣的一面。没有一种技术是完美、无懈可击的，在特殊的群体，需要不同的技术协助。

二、客观评价

随着现代科技的发展，越来越多的科技产品被应用到腭咽功能评估中，比如电子鼻咽喉镜、多角度荧光透视摄像、头影测量侧位片、鼻音计、MRI、语图仪等等，这些设备可以直接或间接地观察腭咽运动机制，甚至提供客观数据测量，这些都不断促进和提升临床诊断水平。

1. **纤维鼻咽镜**　纤维鼻咽镜是一种可随意弯曲、柔软、纤细的内腔镜，由导光性能良好的玻璃纤维制成，其外部接有冷光源照明，能通过鼻道到达腭咽口上方，在高于软腭平面的位置，直接观察软腭的鼻腔面、咽侧壁和咽后壁的形态和运动，并可以在持续发音状态下，观察腭咽闭合运动形态、程度、对称性和模式，还可以了解腭咽口其他部分组织的形态。此外，纤维鼻咽镜是诊断腭隐裂、评价咽瓣术后腭咽闭合、评价咽瓣术后通气孔是否通畅、过小的最适宜仪器。

纤维鼻咽镜作为腭咽闭合评估的首选设备，尽管其直接显示腭咽口结构以及不影响发音运动的特性，为各治疗中心广泛采用，但缺点也令实用性受到限制。缺点体现在侵入性和刺激性、对患者的配合度要求高、在年龄小的患者操作困难、广角镜头的视野限制等方面；另外腭咽闭合是一种三维运动模式，纤维鼻咽镜将三维运动转入二维平面里观察，造成图像精度不足和位置误差。

2. **头影测量侧位片及咽腔造影**　头影测量侧位片是最初用于评估腭咽功能的技术之一。它通过对比静止位和持续性发音时的影像，以判断最大的软腭动度及其与咽后壁的接触程度。当通过鼻腔注射钡剂时，可使腭咽区结构边缘清晰，同时使矢状面上腭咽间隙的测量更加精确。发展至今的头影测量侧位片不仅技术相对简单，图像清晰、失真较小，还可利用软件对图像灰度、对比度等进行调节，与鼻咽纤维镜相比无不适感、小年龄患者相对易于配合，而且也是可量化、较可靠的腭咽功能评估方法。

头影测量侧位片的不足主要体现在它仅能提供一个复杂三维动态结构的二维矢状静止图像，不能提供关于咽侧壁的运动信息。该方法容易受到唇腭裂患儿配合程度、发音分贝、发音持续性等因素的影响，并且所得图像为持续发音某一时刻的影像信息，可能会导致以偏概全的检查结果（图4-1-1）。咽成形术术后的患者在静止位时软腭即与咽后壁人工相连，因此对其发音时腭咽功能评估意义不大（图4-1-2）。

3. **多角度荧光透视摄像**　多角度荧光透视摄像允许检查者在患者发不同音节时观察其腭咽功能，并可提供软腭和咽壁运动的动态影像。同时可借助滴入鼻腔的钡剂使腭咽区结构更为清晰。拍摄角度包括侧位（矢状位）、正位、颅底位（Towne）。侧位可以显示软腭、咽后壁的运动及二者的接触关系；正位用于观察咽侧壁运动的程度、对称性等，但无法看到腭咽间隙；颅底位使用得较少，位置摆放不佳时可能会扭曲腭咽区结构。多角度荧光透视摄像的优势在于可以从不同角度观察患者发各种不同音节时的腭咽功能状态，弥补了纤维鼻咽镜和头影测量侧位片单一角度的不足。

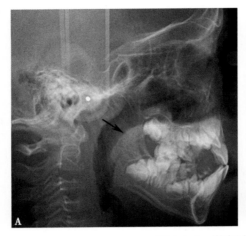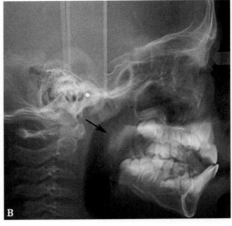

图 4-1-1　发音时软腭形态不清晰

先天性腭咽闭合不全患者，男性，7 岁

A. 静止位头影测量侧位片示软腭轮廓清晰（黑色箭头）　B. 发音位头影测量侧位片示发音
时软腭向上后抬起，轮廓模糊，似呈双影（黑色箭头）

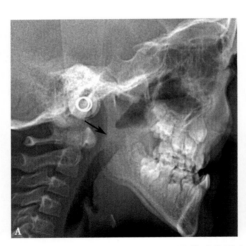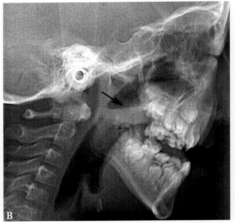

图 4-1-2　咽成形术后患者头影测量侧位片影像

左完全性腭裂术后，女性，10 岁

A. 静止位头影测量侧位片示软腭鼻腔面与咽后壁相连（黑色箭头）　B. 发音位头影测量侧
位片示软腭轻微上抬，与静止位对比改变不大（黑色箭头）

多角度荧光透视摄像的缺点在于患者需较长时间的暴露于射线环境中，并且检查过程
中需要放射医师与语音师共同参与完成，对不同医师间的配合也提出了较高要求。

4. 鼻音计　鼻音计是临床最常用的间接评估腭咽功能的设备之一（图 4-1-3，图 4-1-4）。
操作简单，无侵入性，常用来诊断与反馈治疗鼻腔共鸣异常。

鼻音计通过声音隔离器和定向麦克风，分别采集连续发音时口腔和鼻腔输出的声能，
通过软件输入电脑，进行鼻流量、鼻 / 口腔功率谱、鼻 / 口腔线性预测谱（共振峰），鼻 / 口腔
语谱图等参数的实时测量，计算出口腔和鼻腔声能的平均功率谱、线性预测谱、语谱图等，

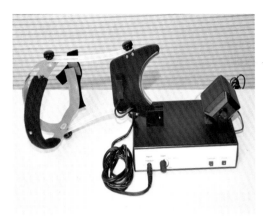

图 4-1-3　鼻音计

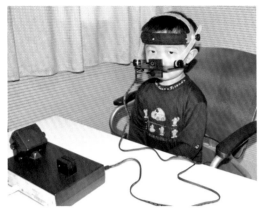

图 4-1-4　患者用鼻音计进行鼻流量测试

并自动计算鼻音分值,计算公式为鼻腔声能/(鼻腔声能+口腔声能)×100＝鼻音分值。鼻音分值的百分比高低意味着鼻腔共鸣的量增加与减少,从而间接反映发音状态下的腭咽闭合程度。

在临床上,鼻音计除了作为评估共鸣和腭咽功能评估的仪器,还可用在反馈性语音治疗过程中。其可视化的数字或动态图像显示,可以帮助患者直观地看到自己在发音过程中口鼻腔能量的变化,从而主动地尝试控制自己的腭咽部运动,在治疗某些临界腭咽闭合不全的患者中显示出特有的效力。

尽管鼻音计作为最常用的非侵入性仪器,在腭咽功能评估与语音治疗中被广泛采用,但仍有不足,例如隔板上下的麦克风敏感性差异,患者的构音方式错误,测试语音样本的限制,无法直接比较具体的鼻音分值的意义等等。还有最重要的一点,非侵入性仪器的共性,即不能直接准确地反映腭咽口的形态结构以及运动模式。

5. 空气动力学检查　语音的产生源于从肺呼出的气流,经过声道内不同调控阀门的开闭,形成气流气压的聚集和释放;这种伴随发音的气流以气流变化和一系列的压力波为特征,因此测量与语音输出有关的空气动力学现象,可以了解发音结构的状态信息。具体来说,研究发音时压力和气流的特征可以帮助判断是否存在腭咽闭合不全及其严重程度;显示腭咽部结构和鼻腔结构对上气道阻力的作用,尤其是判断鼻腔、腭咽部堵塞的存在和程度;术后判断咽瓣是否是造成患者经鼻呼吸困难的原因以及反映口内压力水平和发辅音时鼻漏气的情况。

1964 年,Warren 通过实验研究静态压差和气流流量,计算出连续发音时腭咽口的横截面大小。实验发现,发双唇音时,腭咽面积为 $0\sim5.0mm^2$ 提示腭咽闭合功能完全,$5.0\sim9.9mm^2$ 代表临界腭咽闭合完全,$10.0\sim19.9mm^2$ 代表临界腭咽闭合不全,超过 $20mm^2$ 代表发音时存在严重腭咽闭合不全。

随后,根据发音/空气动力学原理,"言语发声空气动力学系统(PAS)"研发出现。该设备由带有双手柄的面罩、气流面具、压力传感器、测试管和麦克风组合而成,可计算出发音气流率、声压水平、基频、肺活量、声门阻抗、声门下压力和效率等，科学客观地呈现声音信号的各特征参数。但需要注意，语音受诸多因素的影响，如语音情境、构音方法、开口度、肌张力以及其他可能改变鼻腔阻力的因素如鼻中隔偏曲、感冒鼻塞、甚至测量仪器的密闭度等。同时该设备的应用也强调受试者的合作和发音能力，所以它对于小年龄患儿、存在认知缺陷或运动障碍的受试者而言应用受限。

6. **声学分析**   腭裂语音本身所具有的特征，可借助声学分析处理技术，通过对声音信号特征的分析提取，间接评估腭咽功能。声学分析常用于描述语音信号的强度、频率和时间特征。以声波（压力和时间的函数关系）、波谱（频率和振幅的函数关系）或者谱图（振幅与频率的变化和时间的函数关系）的形式显示和分析这些特征。

元音共振峰频率的相对振幅和鼻音化的时间特征是声学分析关注的重点。一般来说，腭裂受试者的声学分析显示第一共振峰（F1）的振幅降低，共振峰带宽增加，在前两个共振峰之间（F1 和 F2）1000Hz 的区域振幅增加，以及 F2 或者 F2 以上的振幅降低。腭裂患儿的鼻音起始间隔、鼻音终止间隔和总鼻音化时间更长。声学分析具有非侵入性，大多数受试者相对容易接受，但腭咽功能与语音声学信号可测量特征之间的关系尚需进一步研究明确。

第二节   腭咽闭合功能状态评估

腭咽闭合完全（velopharyngeal compentence，VPC）为正常人发音时的必要条件之一，指发非鼻辅音时，通过软腭的抬起、咽后壁和咽侧壁的内收形成闭合，从而将鼻咽腔和口咽腔分开，获得正常的语音。

腭咽闭合不全（velopharyngeal insufficiency，VPI）指各种原因引起的，发非鼻辅音时，软腭与咽壁无法形成完全闭合或不能连续闭合，遗留下大小、形状不同的间隙，造成鼻咽腔与口咽腔相通，不能获得正常语音。

临界闭合（marginal velopharyngeal insufficiency，MVPI）腭咽闭合不全中一种特殊类型，功能状态下，腭咽口面积较小，临界闭合完全状态，通常国际上公认腭咽闭合达到 90% 以上时，则定义为临界闭合。

在腭裂整复术后患者中，腭咽闭合模式与正常个体类似，呈现相应的收缩模式。不同的评估方法中，腭咽闭合功能的体现有所不同。腭咽闭合功能评估方法众多，优缺点各异，从安全性、易执行性角度出发，讨论以下常用的三种评估方法。

一、语音评估

众所周知，腭裂语音的临床表现主要包括：共鸣异常、鼻漏气、构音异常和嗓音异常等。

1. **共鸣的评估**   腭裂语音区别于其他病理性语音的特征，除了构音方法本身的问题，更重要的是共鸣的表现，这与腭咽闭合不全密切相关。发口腔音或者连续说话时，腭咽口不能持续或者完全关闭，造成口腔气压分流，鼻腔有多余气流共鸣，形成不同程度的高鼻音表现。共鸣异常包括鼻音过高、鼻音过低和混合性鼻音。

鼻音过高是腭裂患者最常见的共鸣障碍状态。患者先天解剖结构的缺陷（腭咽闭合不全）导致发音时气流同时在口鼻腔共鸣而产生以元音响度降低为主要特征的共鸣障碍。

评估方法：与患者进行自主对话是最好的评估高鼻音的方法，观察患者的连续性语流中共鸣的表现。还可以通过高元音句测试高鼻音，如"阿姨爱丫丫"、"爷爷爱娃娃"，拉长交替的"衣 - 屋 - 屋 - 衣"。

鼻音过低：类似感冒鼻塞时的发音，失去正常的鼻腔共鸣。常见于接受咽瓣等咽腔缩窄手术或者鼻中隔偏曲等患者，表现为鼻化元音和鼻辅音的去鼻音化。

混合性鼻音：同时具有高鼻音和鼻音不足。这不是一个矛盾的概念，在部分咽成形术后仍有腭咽闭合不全的患者中可见。比如：在发 /m/、/n/、/ng/ 等鼻辅音和元音时，缺乏该有的鼻腔共鸣，听起来像 /b/、/l/；而发非鼻音的音节时又出现高鼻音。

2. 鼻漏气　鼻漏气也是腭裂患者常见的语音表现。表现为发非鼻音性音节，尤其是高压力辅音时，鼻腔有多余的气流溢出，常伴随有皱眉、耸鼻和鼻翼扇动，鼻翼两侧肌肉（鼻唇沟上端）下陷等面部表情，患者不自主地试图通过这些动作来阻止鼻部气流的释放。其原因可能是腭咽闭合不全、腭部瘘孔和错误的发音方式等。

评估方法：在连续发音中评估鼻漏气是有效的评估方法，嘱患者连续地发压力敏感性辅音音节和句子，例如：/pi pi pi/、/pa pa pa/、/ta ta ta/、/xi xi xi/、/qi qi qi/ 等，或者是由压力敏感性辅音组合的短句，如"刺猬做早操""狮子爱睡觉，睡了十小时""喜鹊飞到七彩桥""小白兔跑跑跳跳爬楼梯"。

3. 构音异常　构音是各发音器官和肌肉高度精确协调的行为，是各发音器官的协作运动，通过改变气流流向、速度，产生出各种元音和辅音的行为。腭裂患者更容易在语音学习过程中习得错误发音行为，呈现出多种错误构音行为。值得注意的是构音异常是患者本身学习行为的错误，该错误可以是器官缺陷导致，但又不单单依赖器官，它们彼此会相互影响，相互叠加，从而加重语音障碍程度。

4. 辅音弱化　某些患者虽然有正确的构音方式和位置，但是由于腭咽闭合不全导致口腔气流分流至鼻腔而造成辅音弱化。有辅音弱化的词汇或音节听起来含糊不清，与完全的辅音省略不同。尝试堵住患者的鼻子时，语音则清晰很多。

5. 嗓音异常　嗓音异常指音质、音高、音量等的异常。在腭裂患者中常见声嘶、沙哑粗糙、音高异常、音量较小等表现，这些问题可能是由于腭咽闭合不全引起，也可以是由错误构音位置和构音方法导致。代偿性构音可以引起声带发炎、充血、增生，肌肉紧张疲惫，从而造成声音沙哑，而沙哑又能掩盖高鼻音。而且低音量也可以掩饰高鼻音，所以，往往患者会比较倾向用沙哑的嗓音或者降低音量。

（1）音质异常：声嘶沙哑。唇腭裂患者由于不恰当的发音方式，比如喉塞音，导致声带黏膜水肿、充血、发炎，进而声带小结，从而产生声嘶沙哑，沙哑的嗓音又可能掩盖高鼻音。

（2）音量异常：音量的强弱不当，时大时小。

（3）音变异常：声音的高低和强弱之间的变化异常。

（4）音调异常：音调高低异常。

无论是由于构音错误、声音异常还是因为腭咽闭合不全造成的高鼻音或者鼻漏气，相当比例的腭裂患者会呈现出各种不清晰的语音，对他们的人际交往、学习工作造成影响，统称沟通障碍。而这样的沟通障碍较为丰富多变，因此了解腭裂患者的障碍类型，施以不同的治疗方案，才能做到对症治疗。

6. 腭瘘对语音的影响 腭瘘是腭裂手术最常见的并发症。腭瘘的临床表现为从牙槽突至悬雍垂某一结构区域遗留口鼻腔贯通的组织缺损。造成术后腭瘘的常见因素包括：伤口缝合后局部的张力大、感染、外伤以及术中损伤血管蒂造成的组织缺血坏死等。文献报道，腭瘘的发生率有较大差异，为 0~76%。不同位置不同面积大小的腭瘘，可导致患者鼻漏气、构音障碍、听力受损以及食物返流。

对有腭瘘的患者，腭咽功能评估时需要明确目前 VPI 表现的原因是腭咽闭合不全还是腭瘘，因二者所对应的治疗方案完全不同。

二、纤维鼻咽镜的评估

腭裂整复术后的患者，腭咽闭合模式与正常个体一致。当患者无法完成腭咽闭合时，通常也会表现为类似的收缩模式。通过丰富的临床实践发现，部分患者的闭合模式并不遵循常见、规则的收缩闭合模式（图 4-2-1～图 4-2-6）。

纤维鼻咽镜结果的判读方法，将发音位腭咽口大小（S1）与静止位腭咽口大小（S2）进行比较得到百分比结果（S1/S2），通过公式 $[1-(S1/S2)] \times 100\%$ 计算得到腭咽闭合度。此过程可由经验丰富的语音师仅通过估计得出腭咽闭合度；同样可应用仪器自带软件测量各腭咽口面积，再进行计算得到腭咽闭合度。闭合度为 100% 者即为 VPC；闭合度小于 100% 者即为 VPI，其中闭合度介于 90% 至 100% 者记为 MVPI（图 4-2-7）。

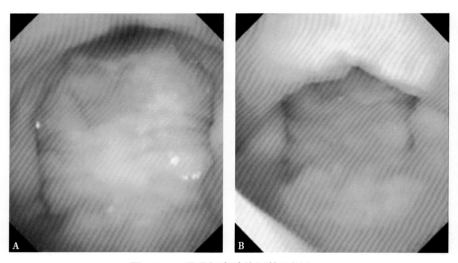

图 4-2-1 腭咽闭合功能评估（病例一）
双侧完全性腭裂术后患者，男性，6 岁
A. 静息时腭咽口 B. 发音时软腭动度中等，侧壁及后壁无动度，腭咽口呈冠状收缩，闭合度约 50%

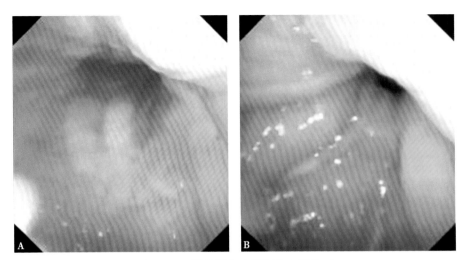

图4-2-2 腭咽闭合功能评估（病例二）
左侧完全性腭裂术后患者，女性，36岁

A. 静息时腭咽口 B. 发音时软腭和侧壁动度好，后壁可见派氏嵴，腭咽口呈环状收
缩，闭合度约80%

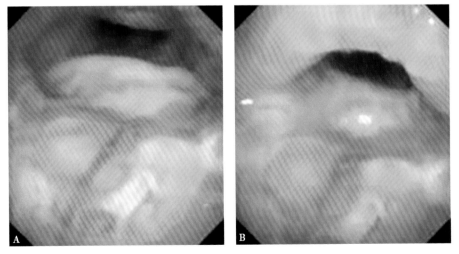

图4-2-3 腭咽闭合功能评估（病例三）
硬软腭裂术后患者，男性，8岁

A. 静息时腭咽口 B. 发音时软腭和侧壁动度中等，腭咽口呈环状收缩，闭合度约70%

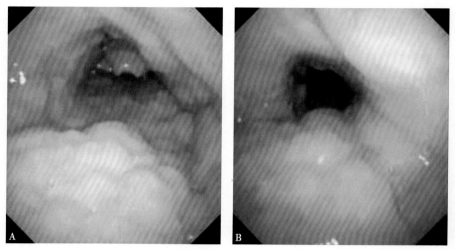

图 4-2-4　腭咽闭合功能评估（病例四）
左侧完全性腭裂术后患者，男性，9 岁
A. 静息时腭咽口　B. 发音时咽侧壁动度好，软腭动度弱，后壁无动度，腭咽口呈矢状收缩，闭合度约 85%

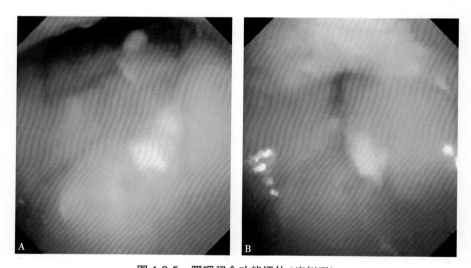

图 4-2-5　腭咽闭合功能评估（病例五）
左侧完全性腭裂术后患者，男性，19 岁
A. 静息时腭咽口　B. 发音时软腭动度中，侧壁动度好，腭咽口呈矢状闭合，闭合完全

　　纤维鼻咽镜可直观地显示腭咽口形态、运动程度和模式，其在腭咽闭合评估与二期手术方案制定中具有重要作用。不同的闭合模式、程度，预示不同的手术方案（图 4-2-8～图 4-2-11）。

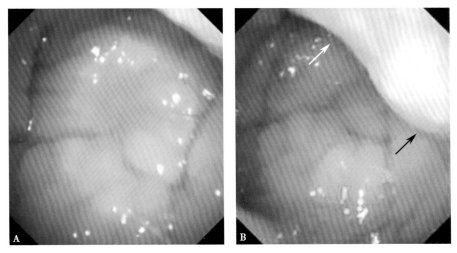

图 4-2-6 腭咽闭合功能评估（病例六）

双侧完全性腭裂术后患者，男性，5 岁

A. 静息时腭咽口 B. 发音时左右侧运动不对称，右咽侧壁（黑色箭头）联带软腭动度优于左侧（白色箭头），腭咽口呈不规则收缩

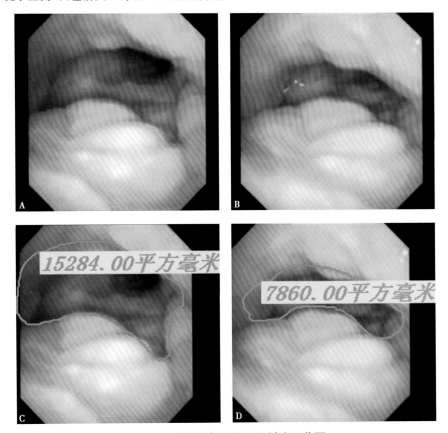

图 4-2-7 纤维鼻咽镜结果判读示范图

A、B. 静息、发音状态腭咽口 C、D. 通过软件描画获得静息、发音下腭咽口面积，计算面积比值得到腭咽闭合度

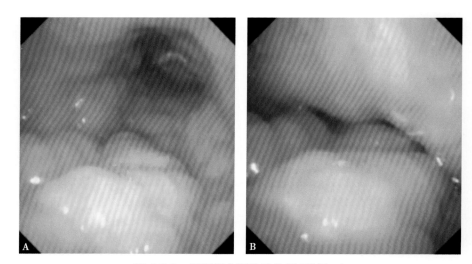

图 4-2-8　腭咽闭合评估的作用（病例一）
A. 静息时腭咽口　B. 发音时腭咽口呈冠状闭合，闭合完全，不需要二期手术

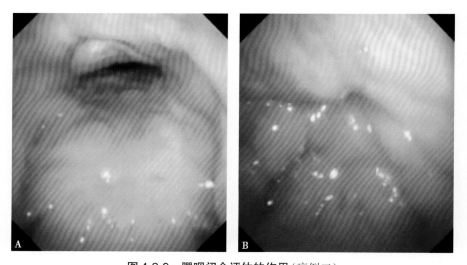

图 4-2-9　腭咽闭合评估的作用（病例二）
A. 静息时腭咽口　B. 发音时腭咽口呈环状收缩，软腭上抬，咽侧壁向中线靠拢，咽后壁上抬收缩，腭咽闭合完全，不需二期手术

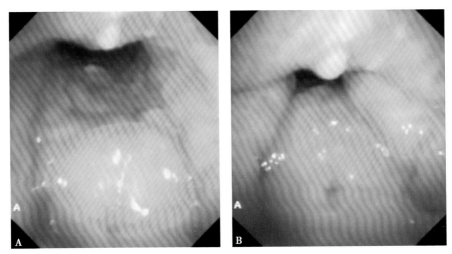

图 4-2-10 腭咽闭合评估的作用（病例三）

A. 静息时腭咽口 B. 发音时腭咽口呈环状收缩，软腭和咽侧壁向中线收缩，不能完全闭合，闭合度约 90%，此类患者需要接受二期手术，术式以 Furlow 反向双 Z，延长软腭为宜

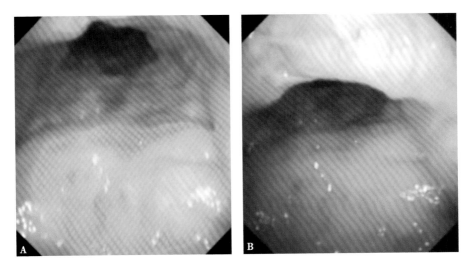

图 4-2-11 腭咽闭合评估的作用（病例四）

A. 静息时腭咽口 B. 发音时软腭上抬力度较弱，咽侧壁收缩力度弱，咽后壁没有明显的收缩运动，腭咽口闭合度约 60%，术式以 hogan 咽后壁瓣为宜

三、头影测量侧位片的评估

发音位头影测量侧位片展示某一时刻的矢状位腭咽功能状态，能够清晰显示软腭、咽后壁运动。在部分儿童期唇腭裂患者中，咽后壁上方肥大的腺样体可参与腭咽闭合过程（图 4-2-12）。尽管头影测量侧位片存在二维影像的缺点，但由于其简单易操作、患者容易配合、无介入操作等优点使其存在一定的临床应用价值。

头影测量侧位片（矢状面）结果的判读方法（图 4-2-13），发"/i/"音时，软腭肌肉收缩、向上后抬起，与咽后壁或腺样体贴合则判定为 VPC，无贴合则为 VPI。另外，将上抬软腭的鼻

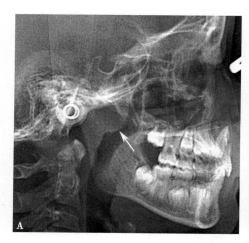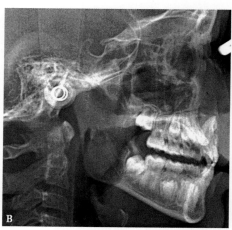

图 4-2-12 唇腭裂儿童腺样体参与腭咽闭合
左侧完全性牙槽突裂患者，男性，9 岁
A．静止位头影测量侧位片示咽后壁上方见突出的肥大腺样体（白色箭头） B．发音位头影测量侧位片示发音时，软腭向后上抬起，与腺样体贴合协助完成腭咽闭合

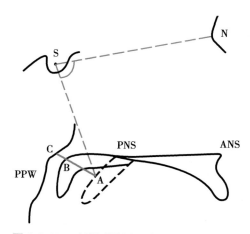

图 4-2-13 头影测量侧位片结果判读示意图
S：蝶鞍点（sella turcica） N：鼻根点（nasion） ANS：前鼻嵴点（anterior nasal spine）
PNS：后鼻嵴点（posterior nasal spine） PPW：咽后壁（posterior pharyngeal wall）
膝点 A 经发音时的膝点 B 与咽后壁相交于 C 腭咽闭合度 = AB 长度 /AC 长度 ×100%

腔面与咽后壁或腺样体最接近的点定义为膝点 B，软腭静息状态下此点标记为 A，A、B 两点连线即为软腭的运动轨迹，其延长线与咽后壁或腺样体相交于 C 点，线段 AC 为参考线。A 点记为 0，C 点记为 1，通过公式 AB/AC×100% 计算得到腭咽闭合度。软腭与咽后壁（或腺样体）接触时，闭合度为 100% 者即为 VPC；闭合度小于 100% 者即为 VPI，其中闭合度介于 90% 至 100% 者定为 MVPI（图 4-2-14～图 4-2-20）。

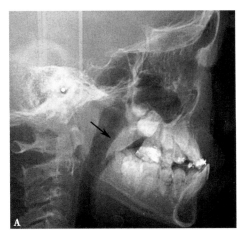
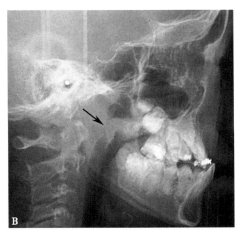

图 4-2-14　头影测量侧位片评估腭咽闭合（病例一）
右侧完全性腭裂术后患者，男性，11 岁
A. 静止位头影测量侧位片示软腭长度尚可（黑色箭头），上颌骨发育不足　B. 发音位头影测量侧位片示发音时软腭呈抬膝状向后上运动，与略向前突出的咽后壁较严密贴合，实现腭咽闭合完全（黑色箭头）

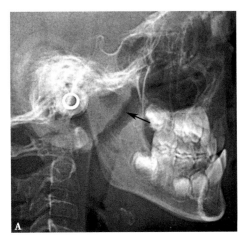
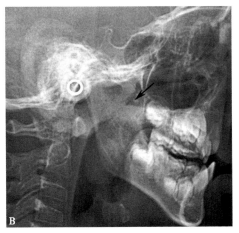

图 4-2-15　头影测量侧位片评估腭咽闭合（病例二）
左侧完全性腭裂术后患者，男性，9 岁
A. 静止位头影测量侧位片示软腭长度略短，上颌骨发育不足，咽后壁上方可见肥大的腺样体（黑色箭头）　B. 发音位头影测量侧位片示发音时软腭向后上呈扇形抬起，未形成明显抬膝状，与咽后壁腺样体贴合，腭咽闭合良好（黑色箭头）

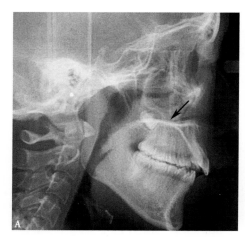
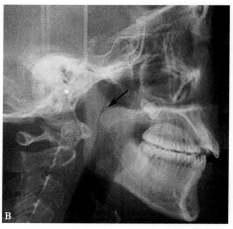

图 4-2-16　头影测量侧位片评估腭咽闭合(病例三)

硬软腭裂术后患者,女性,16 岁

A. 静止位头影测量侧位片示软腭长度、上颌骨发育尚可,硬腭及后鼻嵴点显示清晰(黑色箭头)　B. 发音位头影测量侧位片示发音时软腭上抬形态为非典型抬膝状,虽未与咽后壁贴合接触,但非常接近咽后壁,二者间间隙呈缝隙状,临界闭合(黑色箭头)

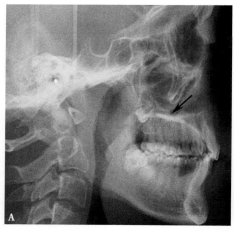
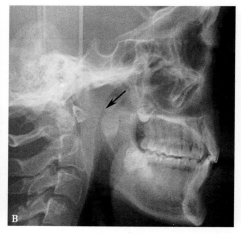

图 4-2-17　头影测量侧位片评估腭咽闭合(病例四)

腭隐裂患者,男,21 岁

A. 静止位头影测量侧位片示软腭长度、上颌骨发育尚可,硬腭及后鼻嵴点显示较清晰(黑色箭头)　B. 发音位头影测量侧位片示发音时软腭呈抬膝状向后上抬起,较为接近咽后壁,但未接触贴合(黑色箭头),腭咽闭合不全

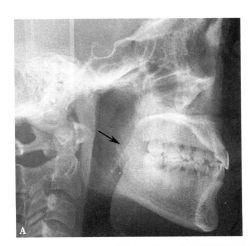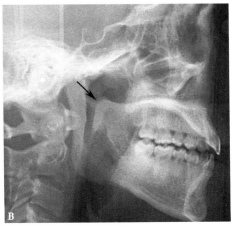

图 4-2-18 头影测量侧位片评估腭咽闭合（病例五）

先天性腭咽闭合不全患者，女性，19 岁

A. 静止位头影测量侧位片示软腭长度、上颌骨发育尚可，硬腭及后鼻嵴点显示清晰，软腭呈细线状（黑色箭头） B. 发音位头影测量侧位片示发音时软腭呈抬膝状向后上抬起，未与咽后壁贴合（黑色箭头），腭咽闭合不全

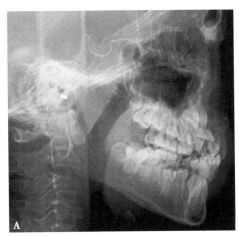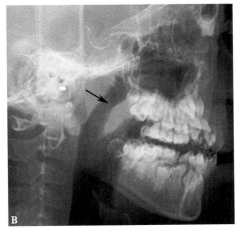

图 4-2-19 头影测量侧位片评估腭咽闭合（病例六）

双侧完全性腭裂术后患者，男性，14 岁

A. 静止位头影测量侧位片示软腭长度尚可，上颌骨发育略不足 B. 发音位头影测量侧位片示发音时软腭轻微向后上抬起（黑色箭头），未与咽后壁贴合，腭咽闭合不全

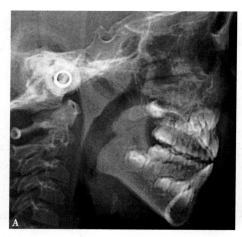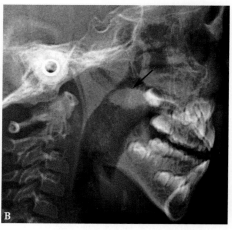

图 4-2-20　头影测量侧位片评估腭咽闭合（病例七）

A．静止位头影测量侧位片示软腭长度短小，上颌骨发育不足　B．发音位头影测量侧位片示发音时软腭呈扇形向后上抬起（黑色箭头），未形成典型抬膝状，未与咽后壁贴合，腭咽闭合不全

第三节　不同腭咽闭合功能评估方法之间的相关性

不同腭咽闭合功能评估方法各有优缺点，医师可以利用不同方法的特点来定性或定量患者的腭咽功能，以下对主、客观评估方法及不同客观评估方法之间的相关性进行了对比评价。

一、语音评估与纤维鼻咽镜评估

目前，国际各唇腭裂治疗单位常用的诊断方法为主观语音判听、纤维鼻咽镜等客观检查。主观判听是一种从患者的声音状况诊断腭咽闭合效果的方法；而客观检查是在内镜直视下观察腭咽口运动形态来诊断腭咽功能。应用以专业判听为主的主观评估结合纤维鼻咽镜的客观评估，这种检查模式有利于检查方法间优缺点的互补。但两者间是否完全一致，是否有差异，差异在哪里，是临床治疗者最需要了解的。

四川大学华西口腔医院唇腭裂治疗中心采用较大样本的回顾性研究发现，在 254 例腭裂患者中，主、客观评估一致与不一致的病例分别为 225 例和 29 例，即评估一致的占大多数。在客观评估一致的 225 例病例中，VPC 患者 58 例，VPI 患者 167 例，诊断一致率为88.58%，其中 VPC 的诊断一致率为 66.67%，*Kappa* 值为 0.721，具有高度的一致性。相关性检验显示主、客观评估的相关系数 R＝0.751，*P*＜0.05，二者有明显的相关性。再深入分析不一致的 29 份病例发现，这部分患者的主观语音评估呈现为轻度高鼻音和（或）轻度鼻漏气以及明显的代偿性构音，因此主观判听诊断为 VPI；而在纤维鼻咽镜检查时，这部分患者连续发音时虽然腭咽口没有完全关闭，但面积小于 5mm²，因此被视为腭咽闭合完全。分析两种评估诊断间的分歧，主要原因在于主观判听材料包括词组、句子和激发的自主性对话内容，判听材料的量和时间远远多于客观检查的测试语音，可以更全面完整地展现患者的腭咽功能；而且在主观判听过程中语音师可以避开患者错误的构音方式，得到更真实准确的判断，尤其适用于临界闭合患者。

二、纤维鼻咽镜评估与头影测量侧位片评估

纤维鼻咽镜、头影测量侧位片是四川大学华西口腔医院最常用的两种客观评价方法，前者常作为客观评估腭咽功能的首选方法，后者因其对软腭、咽后壁运动的清晰显示及无介入操作特点也作为常用检查方法。

对四川大学华西口腔医院唇腭裂治疗中心的205名唇腭裂患者的两项检查结果进行对比分析，单纯判定腭咽闭合功能为VPI或VPC，在纤维鼻咽镜评估结果为VPI患者中，仅个别患者头影测量侧位片的结果为VPC（图4-3-1，图4-3-2），由此得出头影测量侧位片在诊断腭咽闭合不全时具有较高准确性；在鼻咽纤维镜评估为VPC的患者中，近半数患者的头影测量侧位片出现假阳性结果（图4-3-3，图4-3-4），由此得出头影测量侧位片在诊断腭咽闭合

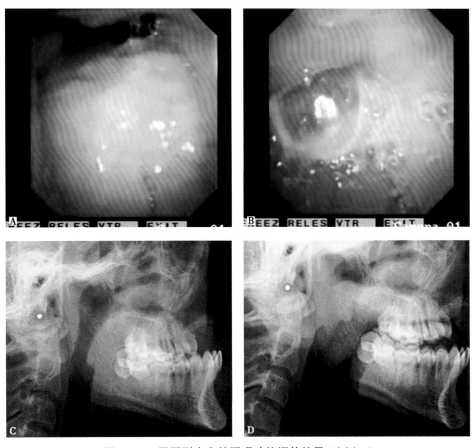

图4-3-1 唇腭裂患者的腭咽功能评估结果（病例一）
双侧完全性腭裂术后患者，男性，14岁
A. 静息状态 B. 发音状态，腭咽口呈环状收缩，闭合度约90% C. 静止位 D. 发音位，软腭向上后抬起，局部可见与咽后壁贴合

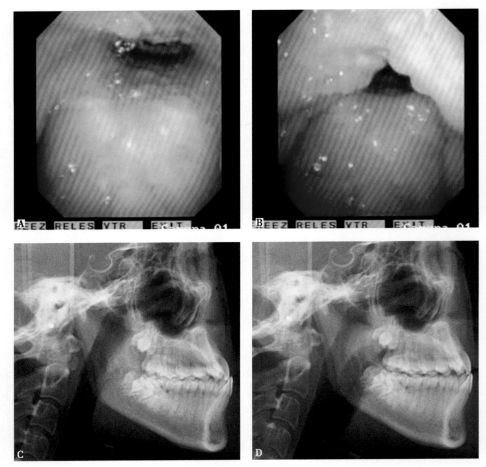

图 4-3-2　唇腭裂患者的腭咽功能评估结果（病例二）

硬软腭裂术后患者，女性，18 岁

A. 静息状态　B. 发音状态，中份可见 V 形凹陷，软腭动度中，咽后壁可见派氏嵴，腭咽口呈
环状收缩，闭合度约 60%～70%　C. 静止位　D. 发音位，软腭向上后抬起，未与咽后壁贴合

完全时准确性相对较低。另外，在纤维鼻咽镜评估结果为 VPI 的患者中，小部分患者可进一步诊断为 MVPI，而其相应的头影测量侧位片评估结果多仅诊断为 VPI，可能是由于头影测量侧位片无法获取咽侧壁运动等缺陷，从而低估了真实的腭咽闭合功能。

考虑到头影测量侧位片检查的局限性，需进一步分析探究咽侧壁运动对结果的影响。将患者分为冠状闭合模式组和非冠状闭合模式组。在冠状闭合模式组纤维鼻咽镜评估结果为 VPI 的患者，其头影测量侧位片全部判定为 VPI；纤维鼻咽镜诊断为 VPC 的患者，近三分之二患者的头影测量侧位片结果同样为 VPC。在非冠状闭合模式组纤维鼻咽镜评估结果为 VPC 的患者，约二分之一患者的头影测量侧位片得到相同结果。由此可见，排除咽侧壁运动影响因素后，头影测量侧位片对腭咽闭合功能为 VPC 患者的判定准确性有所提升，但并不是百分百可靠。因此，头影测量侧位片易得出假阳性结果。除考虑闭合模式影响外，发音分贝大小、单音节发音、某一时刻图像以偏概全等均可能对检查结果有影响。

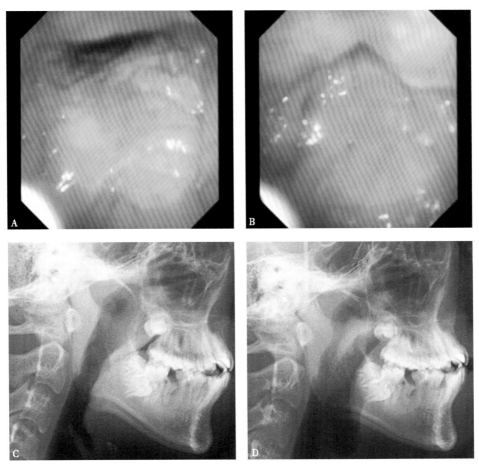

图 4-3-3 唇腭裂患者的腭咽功能评估结果(病例三)

硬软腭裂术后患者,男性,17 岁

A. 静息状态 B. 发音状态,软腭中份可见 V 形凹陷,软腭和侧壁动度好,后壁也有动度,腭咽口呈环状闭合,闭合完全 C. 静止位 D. 发音位,软腭向上后抬起,咽后壁略前突,二者未贴合

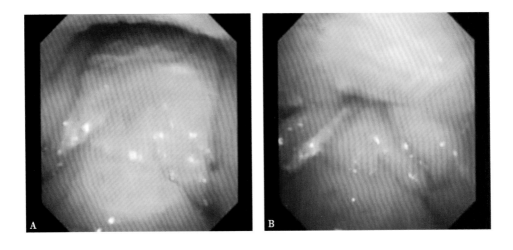

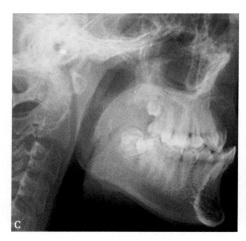
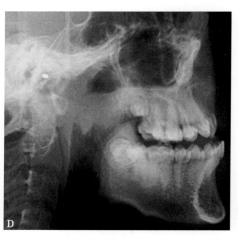

图4-3-4　唇腭裂患者的腭咽功能评估结果（病例四）

右侧完全性腭裂术后患者，男性，18岁

A．静息状态　B．发音状态，软腭和侧壁动度好，收缩力量均匀，腭咽口呈环状闭合　C．静止位　D．发音位，软腭向上后抬起，与咽后壁紧密贴合

在腭咽功能评估中，头影测量侧位片对腭咽闭合不全患者的诊断可靠性高，而对腭咽闭合完全患者的诊断可靠性较低，易产生假阳性结果。换句话说，头影测量侧位片在腭咽闭合功能评估过程中所得的阴性结果 VPC 较为准确，而阳性结果 VPI 中容易出现假阳性结果。

四川大学华西口腔医院唇腭裂患者纤维鼻咽镜检查的闭合度（80% 为分水岭）决定了改善腭咽闭合功能的手术方式。对纤维鼻咽镜闭合度大于或等于 80% 的腭咽闭合不全的患者进行分析，其头影测量侧位片闭合度同样达到 80% 以上的患者不足五分之一（图4-3-5～图4-3-7）。因此验证了上述提及的头影测量侧位片倾向于低估腭咽闭合功能。进一步对冠状闭合模式组对比发现，其中五分之一患者的头影测量侧位片闭合度同样达到 80% 以上。可以看出，影响头影测量侧位片闭合度的因素并不单纯是咽侧壁运动，印证了上述发音分贝大小、单音节发音、某一时刻图像以偏概全等多方面因素的考虑。

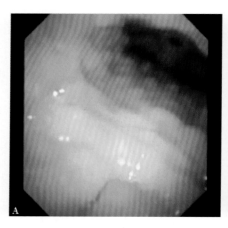
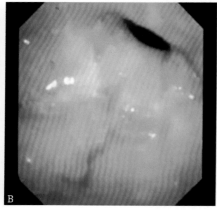

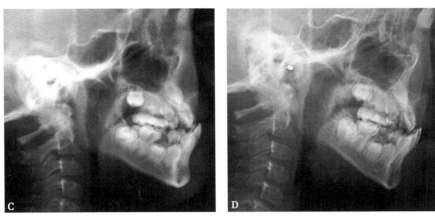

图 4-3-5 唇腭裂患者的腭咽功能评估结果（病例五）
双侧完全性腭裂术后患者，男性，9 岁
A. 静息状态　B. 发音状态，软腭和侧壁动度好，腭咽口呈环状收缩，闭合度约 90%
C. 静止位　D. 发音位，软腭轻微向上后抬起，腭咽闭合度明显低于 80%

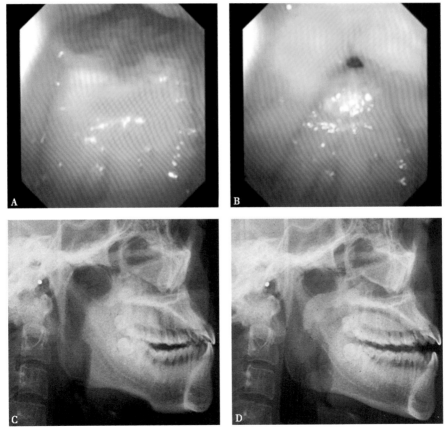

图 4-3-6 唇腭裂患者的腭咽功能评估结果（病例六）
腭隐裂患者，男性，24 岁
A. 静息状态　B. 发音状态，软腭中份见倒 V 形缺损，软腭和侧壁动度好，腭咽口呈环状收缩，
闭合度约 95%　C. 静止位　D. 发音位，软腭向上后抬起，膝点明显，但腭咽闭合度仍低于 80%

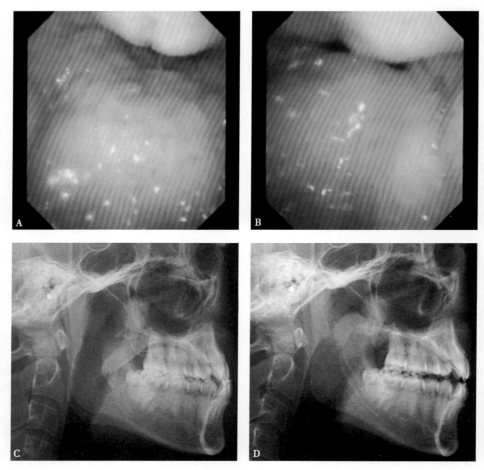

图 4-3-7   唇腭裂患者的腭咽功能评估结果（病例七）

腭隐裂患者，男性，26 岁

A. 静息状态   B. 发音状态，软腭中份有明显凹陷，动度好，侧壁后壁动度中，腭咽口呈环状收缩，闭合度约 90%   C. 静止位   D. 发音位，软腭向上后抬起，咽后壁向前运动，但二者未贴合，腭咽闭合度高于 80%

第五章

牙槽突裂的影像学分类

胎儿在发育过程中，受到某些因素的影响，各胚突的正常发育及融合发生障碍，胎儿就可能发生各种相应的畸形。唇裂、牙槽突裂、腭裂都是由于胚突融合不完全或完全不融合造成的。牙槽突裂多与完全性唇腭裂相伴发。最常发生于上颌侧切牙与尖牙之间，其次于上颌中切牙与侧切牙之间，亦可发生在上颌中切牙之间。

第一节　传统二维影像评估牙槽突裂

在 CBCT 未广泛运用于临床时，X 线平片（如根尖片、全景片、后前位片等）常被用于牙槽突裂的观察。但是，传统二维图像由于影像重叠、失真放大等原因，常不利于医师对于牙槽突裂具体位置、大小、形状及与相邻组织关系等的观察和判断。

用根尖片可以大致了解牙槽突裂的位置、范围以及与邻牙的相关关系（图 5-1-1），此种方法简单易行，对于牙槽突裂隙诊断的初步判断是可行的。但是，除了一般二维影像的局限性之外，根尖片范围的局限性也影响着手术医师对疾病的判断和评估。

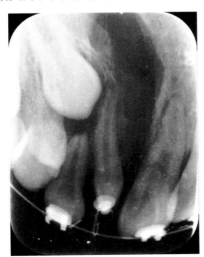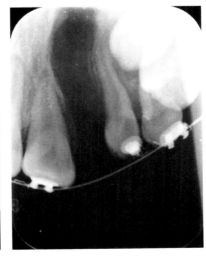

图 5-1-1　根尖片示牙槽突裂

牙槽突裂隙在根尖片上呈低密度影像，常见邻牙移位，但由于根尖片投照范围有限，故常常不能将牙槽突裂显示完全全景片可以显示全部上颌骨情况，即在范围显示上相较于根尖片有明显优势。全景片可以显示患者前牙区牙槽突骨质部分缺如，硬腭板骨质不连续，缺损区呈低密度影，边界清楚，有时类似囊性病变表现，甚至不易区分（图5-1-2，图5-1-3）。

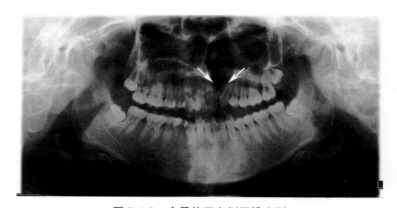

图5-1-2   全景片示左侧牙槽突裂
左侧上颌骨前牙区可见部分牙槽骨缺如，呈低密度影像（白色箭头），硬腭骨质不连续，邻牙移位

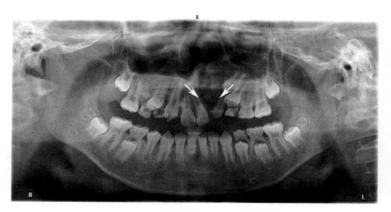

图5-1-3   全景片示左侧牙槽突裂
左侧上颌骨前牙区部分牙槽骨缺如，呈低密度影像（白色箭头），硬腭骨质不连续，伴发邻牙缺失、移位、阻生

但是，由于咽腔以及其他解剖结构的重叠，全景片对上前牙区的显示往往不够理想，这就是对于上前牙区病变多需加照上前牙区根尖片的原因。后前位片上牙槽突裂的显示类似于全景片，可见前牙区牙槽突骨质缺如，邻牙缺失或者移位。但是，在后前位片上，头颅解剖结构重叠多，很难清晰显示牙槽突裂隙以及邻牙的具体情况（图5-1-4）。

无论是根尖片、全景片还是后前位片，均是二维影像，其各自存在不同的优缺点。实际上，传统二维影像很难准确地反映三维腔隙的具体情况，故临床使用存在很大的局限性（图5-1-5）。

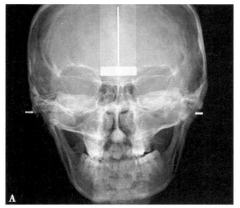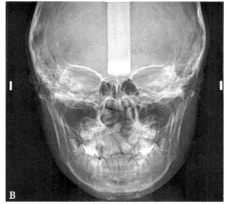

图 5-1-4　后前位片示牙槽突裂
A. 双侧牙槽突裂　B. 左侧牙槽突裂
上前牙区牙槽骨部分缺如，硬腭骨质不连续，但由于解剖结构重叠，常常显示不清

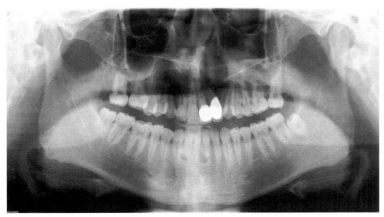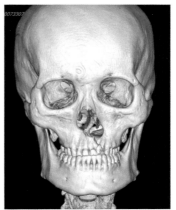

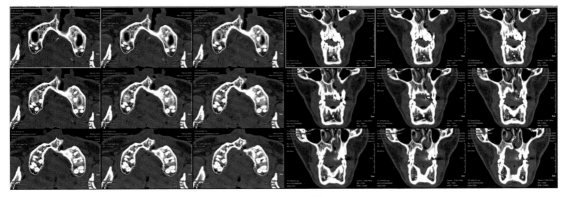

图 5-1-5　左侧牙槽突裂
全景片、CT 断层图像及 CT 三维重建图像分别显示同一患者牙槽突裂情况

第二节　CBCT 评估牙槽突裂

　　CBCT 图像避免了传统二维图像上解剖结构重叠、影像放大失真等缺点，对牙槽突裂的检查具有显著优势。可以清晰地显示牙槽突裂的位置、宽度、深度、三维形态及邻近牙齿的生长发育、萌出状况等，为牙槽突裂植骨术的手术方案设计提供了非常有价值的参考（图 5-2-1～图 5-2-3）。

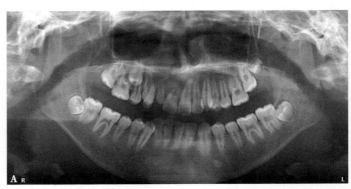

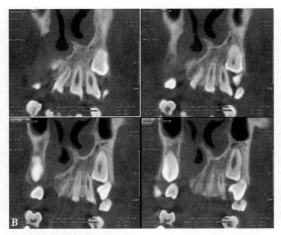
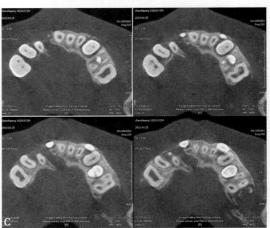

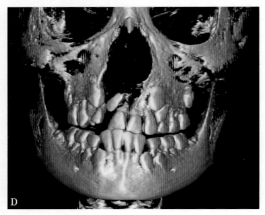

图 5-2-1　右侧完全性牙槽突裂
A. 全景片显示右侧牙槽突裂及邻牙移位　B、C. CBCT 冠状位及水平位可观察到右侧上前牙区牙槽骨部分缺如，鼻底骨质不连续　D. CBCT 三维重建图可直观地显示牙槽突裂隙情况及邻近牙齿的形态、位置，相较于传统二维影像，CBCT 有着明显优势

三维重建图能够很好地体现裂隙的整体情况以及相邻解剖结构，如邻牙、硬腭等，但得到三维重建的同时，却损失了片层数据对于细节的显示，部分内部结构可能被阻挡。因此，作为一名优秀的临床医师，不仅要能够在三维重建图像上获得有效信息，更要从片层数据中得到更加准确和详实的信息细节。

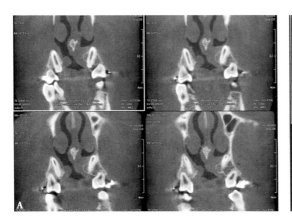
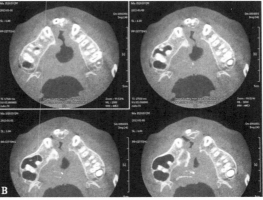

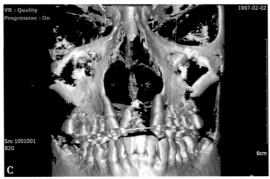

图 5-2-2　双侧牙槽突裂

A～C. CBCT 冠状位、水平位及三维重建图清晰地显示了双侧牙槽突裂的位置、形态、邻牙等情况

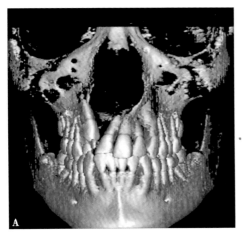
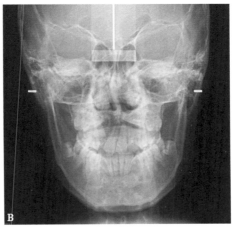

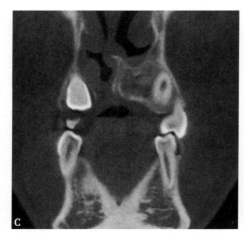
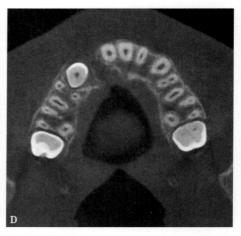

图 5-2-3　右侧完全性牙槽突裂
A. 三维重建图可直观地显示裂隙及邻牙情况　B. 传统二维影像后前位片由于解剖结构重叠,不能清晰显示牙槽突裂隙的具体情况　C、D. CBCT 冠状位及水平位示牙槽突裂,裂隙根方宽于殆方,唇侧裂隙较腭侧窄

一、CBCT 不同层面牙槽突裂隙形态

牙槽突裂隙是一个形态不规则的三维裂隙,利用 CBCT 良好的空间分辨率可以很好地显示裂隙在每个层面的细节。根据 CBCT 水平位上裂隙唇、腭侧是否有骨质连续,可将单侧牙槽突裂分为四种不同形态,即平行型、V 型、O 型及不规则型。

平行型,即 CBCT 水平位观察裂隙近远中牙槽突游离边缘基本平行,骨质不连续(图5-2-4)。亦可出现变异情况,即裂隙近远中牙槽突游离边缘骨质不连续,但唇侧裂隙宽于腭侧(图 5-2-5)。

V 型,即 CBCT 水平位可见裂隙腭侧骨质连续,但唇侧骨质不连续,形似英文字母"V"(图 5-2-6)。

O 型,即 CBCT 水平位见裂隙唇、腭侧均有较薄骨皮质连续,但牙槽突骨质缺如(图 5-2-7)。

不规则型,即 CBCT 水平位观察裂隙形态不规则,不同层面可见唇、腭侧骨质连续或不连续,形态不规则,边缘不光滑(图 5-2-8)。

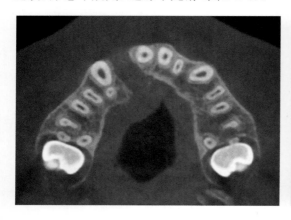
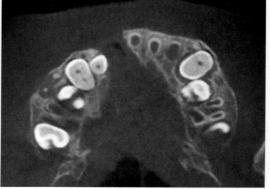

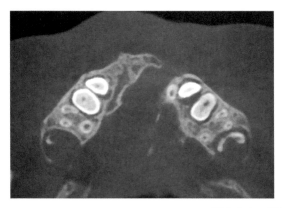
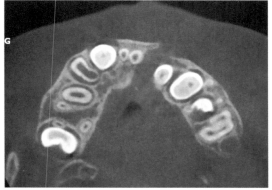

图 5-2-4　平行型牙槽突裂

CBCT 水平位示不同患者牙槽突裂隙情况，裂隙近远中牙槽突游离边缘基本平行，唇、腭侧骨质均不连续，不同患者裂隙宽度不同

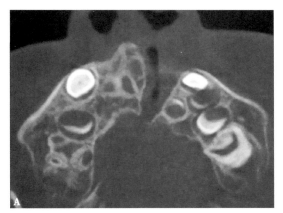
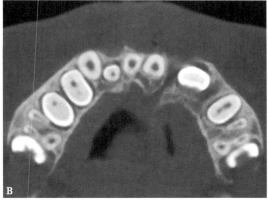

图 5-2-5　变异平行型牙槽突裂

A. CBCT 水平位示牙槽突裂隙情况，可见裂隙唇、腭侧骨质均不连续，近远中牙槽突游离边缘不完全平行，裂隙唇侧宽于腭侧　B. 裂隙非常窄但唇腭侧宽度不一致

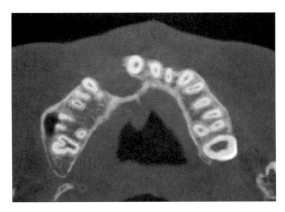
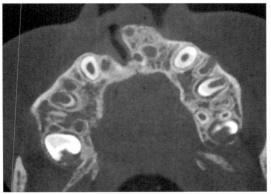

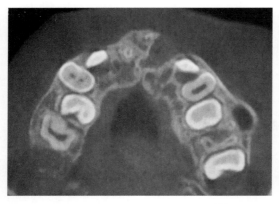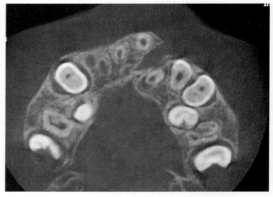

图 5-2-6　Ⅴ型牙槽突裂

CBCT 水平位示不同患者牙槽突裂,上前牙牙槽骨部分缺如,裂隙唇侧骨质不连续,但腭侧骨质连续,形似英文字母"V"

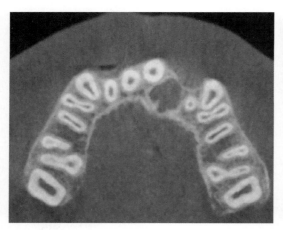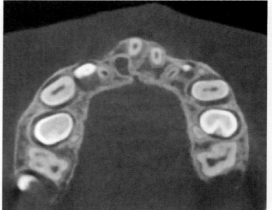

图 5-2-7　O 型牙槽突裂

CBCT 水平位示不同患者牙槽突裂,裂隙唇、腭侧均有较薄骨皮质连续,但牙槽突骨质缺如

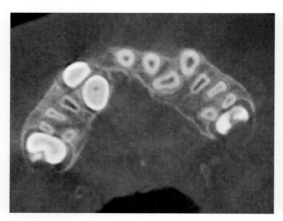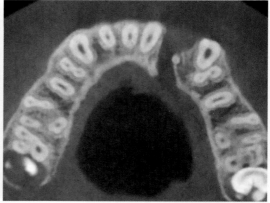

图 5-2-8　不规则型牙槽突裂

CBCT 水平位示裂隙形态不规则,边缘不光滑

二、CBCT 不同层面牙槽突裂隙宽度

不同牙槽突裂患者的裂隙形态都不尽相同，而且在不同层面上裂隙的宽度和形态也在发生变化。四川大学华西口腔医院的研究结果显示多数牙槽突裂隙从殆方到根尖方向有逐渐增宽的趋势，且不同层面裂隙宽度的变化具有显著的统计学差异。另外，裂隙在唇、腭侧的宽度并不均匀。裂隙宽度从唇侧到腭侧有缩小的趋势（图 5-2-9～图 5-2-11）。

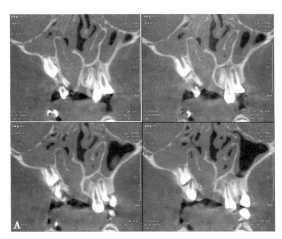
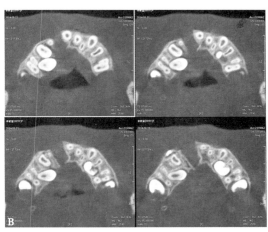

图 5-2-9　右侧牙槽突裂

A、B. CBCT 冠状位及水平位示牙槽突裂隙从殆方到根尖方向有逐渐增宽的趋势，且裂隙唇侧宽度大于腭侧

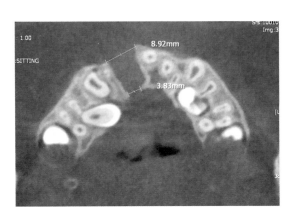
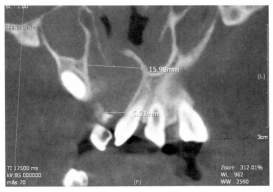

图 5-2-10　右侧牙槽突裂

CBCT 水平位示牙槽突裂隙在唇侧和腭侧的宽度不一致，经测量得知唇侧明显宽于腭侧

图 5-2-11　右侧牙槽突裂

CBCT 冠状位示牙槽突裂隙宽度根尖方大于殆方

CBCT 可以清晰显示牙槽突裂隙的形态，更加准确地描述了牙槽突裂隙的具体情况。牙槽突裂患者的裂隙宽度在垂直及水平方向上都是非常不均匀的，提示临床医师在进行植骨术前应该利用 CBCT 资料充分了解裂隙的形态及宽度，仔细分析及预估植骨术中所需的骨量，避免所取骨不足或浪费。同时，在术中更加关注裂隙的增宽及缩窄部分，尽量将骨质植入得更加密实及贴合。

三、CBCT三维重建与评估

CBCT数据的优势不仅体现在可以在片层图像上观察裂隙情况，避免解剖结构重叠的干扰，更可以将数据进行三维重建，在术前直观地了解牙槽突裂隙的三维形态。这样有利于医师对于手术计划的制定，通过测量牙槽突裂隙体积的大小，评估植入骨量，避免植入骨采集的不足或过量，从而提高手术效率、减少手术时间、降低手术成本、改善手术预后。

这里简要说明利用患者CBCT影像的DICOM数据以及第三方软件对牙槽突裂进行三维重建的过程。

1. **参考层面的确定** 同一患者治疗前后或者不同的患者拍摄CBCT时无法保证头位的完全一致，这样可能会导致使用CBCT影像数据进行三维重建及测量时无法标准化。因此，确定一个可靠的参考层面并在此基础上进行头位的重新摆正对保证测量的准确性及可重复性至关重要。为了减少不必要的辐射，牙槽突裂患者所拍摄的CBCT视野范围通常比较局限。作者结合B. W. Linderup的方法，将上颌骨相对稳定且标志明确的结构（两侧腭大孔、前鼻棘）作为参考点来确定参考层面（图5-2-12）。通过参考层面将CBCT影像资料中的头位进行摆正，确保后续观测都可以在基本一致的头位中进行（图5-2-13）。

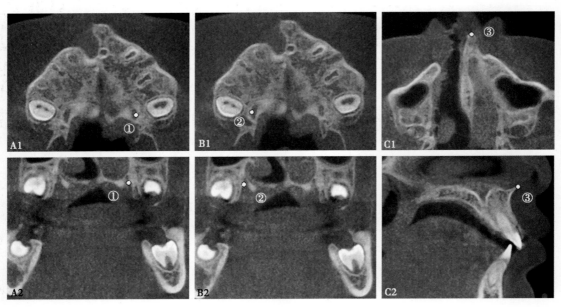

图5-2-12 参考层面的标志点
A1、A2. 水平位及冠状位显示左侧腭大孔中外缘（点①） B1、B2. 水平位及冠状位显示右侧腭大孔中外缘（点②） C1、C2. 水平位及矢状位显示前鼻棘点（点③）

2. **牙槽突裂隙范围的界定** 理想的牙槽突裂隙的修复能够恢复牙槽嵴顶至鼻底的牙槽高度和唇腭侧的饱满度，从而保证鼻唇组织有良好的骨质基础。牙槽突裂隙的近远中边界为两侧牙槽骨质，裂隙内的软组织与两侧牙槽骨密度差别明显，因此在第三方软件上可以通过裂隙与两侧牙槽骨灰度值差异来界定近远中边界；而裂隙的唇腭侧与软组织相邻，无明显密度差异，此时可参考裂隙周围牙槽骨形态或健侧牙槽骨形态来描绘牙槽突裂隙范围（图5-2-14）。

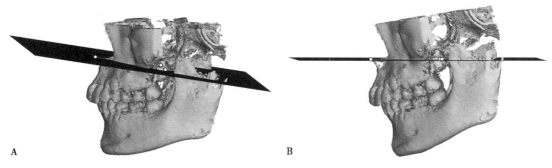

图5-2-13 头位摆正
A. 头位摆正前　B. 头位摆正后

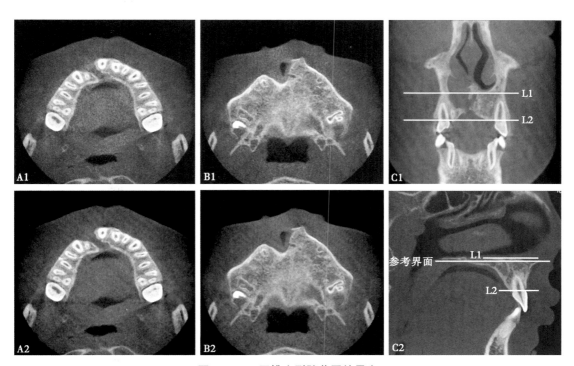

图5-2-14 牙槽突裂隙范围的界定
A1、B1. CBCT水平位示裂隙范围界定前　A2、B2. 示裂隙范围界定后，红色为裂隙范围，裂隙近远中边界通过牙槽骨与裂隙灰度值差确定，唇腭侧边界参考健侧或者周围牙槽骨形态进行描绘　C1、C2. 冠状位及矢状位示裂隙上界为鼻底（L1），下界为健侧牙槽嵴顶水平（L2）

　　3. **牙槽突裂隙的容积重建**　容积重建后的牙槽突裂隙可更加直观地展现裂隙的形态特点，并且能够计算出裂隙体积，为牙槽突裂手术的制定提供有价值的参考（图5-2-15～图5-2-17）。

对于 CBCT 数据的充分反复利用可以最大限度地体现数据价值。利用第三方软件进行 CBCT 数据的重建运算，可以体现三维数据的价值，也是当今"大数据"时代的发展要求和方向。医师可以利用三维数据带来的信息优化手术设计，提高手术效果，同时，可视化的图像更利于医师与患者的沟通交流。总之，CBCT 数据的巨大价值等待着被进一步挖掘和利用。

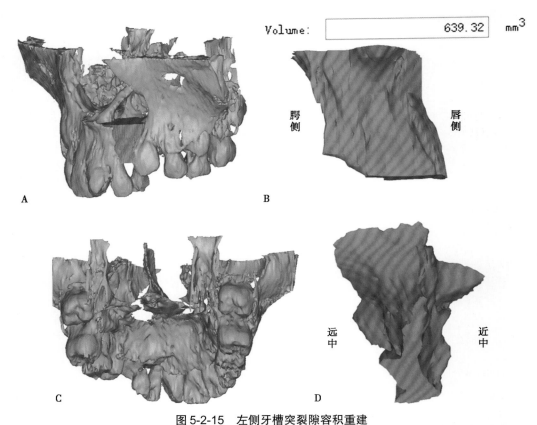

图 5-2-15   左侧牙槽突裂隙容积重建

A、C. 唇侧及腭侧可见唇侧骨质不连续，腭侧骨质基本连续，裂隙呈 V 形   B. 裂隙侧面观可见裂隙唇腭侧宽度由上至下无明显改变   D. 裂隙下后面观显示裂隙近远中宽度由上至下逐渐减小，裂隙体积为 639.32mm³

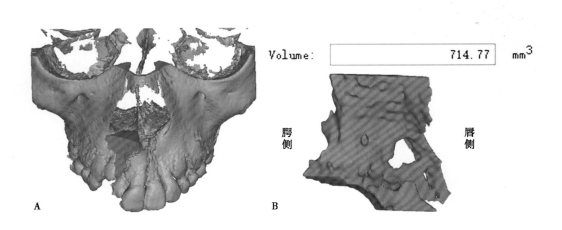

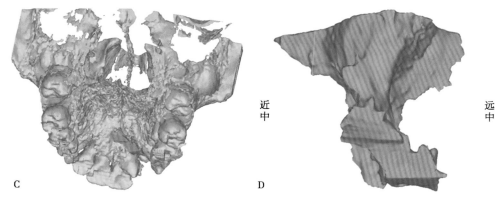

图 5-2-16 右侧牙槽突裂隙容积重建

A、C. 唇侧及腭侧可见唇腭侧牙槽骨骨质均不连续，裂隙呈平行形 B. 裂隙侧面观显示裂隙形态不规则 D. 后面观显示，裂隙近远中宽度在上份较宽、在中下份狭窄，裂隙体积为 714.77mm³

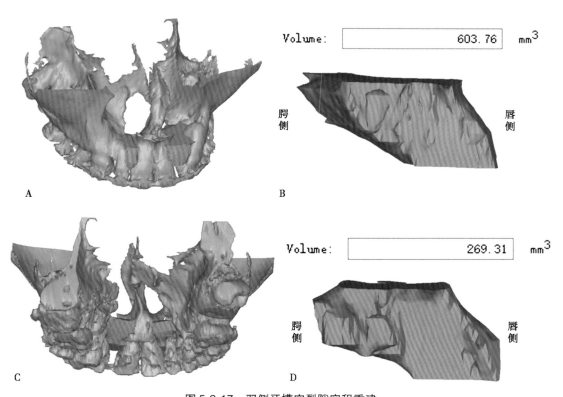

图 5-2-17 双侧牙槽突裂隙容积重建

A、C. 唇侧及腭侧可见双侧牙槽突裂隙均呈平行型 B、D. 左侧及右侧裂隙容积重建显示裂隙体积分别为 603.76mm³ 及 269.31mm³

第六章

牙槽突裂植骨术的影像学评价

牙槽突裂植骨术的目的在于恢复患者裂隙侧上颌骨的结构和功能。成功的牙槽突裂植骨术能够为裂隙边缘牙齿提供骨支撑；为裂隙处即将萌出的牙齿提供骨基质；稳定裂隙两侧上颌骨，恢复上颌牙弓的连续性及完整性；为保持上颌牙弓宽度提供骨支持，尽量降低上颌牙弓畸形的可能。牙槽突裂植骨术同时可以修复口鼻瘘，改善面部的美观和对称性，以形成良好的鼻唇轮廓。

植骨术疗效评价主要是从植骨区骨量恢复的情况、鼻唇外形的矫正程度、尖牙向植骨区移动萌出情况、口鼻瘘关闭情况和植骨部位唇颊沟深度等方面进行。在这些评价指标中，裂隙处的骨量恢复情况是最重要的指标，而对其的判断主要依靠影像学手段，现临床中多采用二维影像学方法进行评价。

第一节　牙槽突裂植骨术的二维影像评价

CBCT 未在临床普及应用时，大多数临床医师采用传统二维影像进行牙槽突裂植骨术的评价。国外学者 Bergland 于 1986 年提出通过植入裂隙的骨质高度与正常牙槽骨高度的比值来评价牙槽突裂植骨术效果，此方法被全世界诸多学者广泛采用，沿用至今。Bergland法提出，牙槽突裂植骨术的评价可分为四型：Ⅰ型，植入骨与正常牙槽嵴高度一致；Ⅱ型，植入骨达到正常牙槽嵴高度的 3/4 及以上；Ⅲ型，植入骨存在但低于正常牙槽嵴高度的 3/4；Ⅳ型，裂隙处无骨桥形成。但该方法仍不能准确描述和判断牙槽突裂区植骨的效果，它主要讨论了植入骨质在拾方的存在情况。近 20 年后，Hynes 等提出了改良的 Bergland 评价方法，参照邻牙根尖及前鼻棘评价植入骨质基底部的情况。此评价系统同时考虑了植入骨拾方及基底方情况，评价裂隙处植入骨质的总体情况。改良的 Bergland 评价方法亦分为四型：Ⅰ型，植入骨为正常牙槽嵴高度；Ⅱ型，植入骨达到鼻底到釉牙骨质界高度的 3/4 以上；Ⅲ型，植入骨的牙槽嵴高度少于鼻底到釉牙骨质界高度的 3/4；Ⅳ型，牙槽突裂裂隙内没有植入骨的骨桥存在（图 6-1-1）。然而，Witherow 等认为 Bergland 评价方法过于依赖尖牙的萌出，于是针对尖牙未完全萌出的混合牙列期患者提出了 Chelsea 标准，根据植骨的位置以及骨量，分为 6 级：①裂隙区近远中牙体釉牙骨质界间有骨桥形成，且 75% 以上根面被骨质覆盖；②裂隙区近远中牙体釉牙骨质界间有骨桥形成，且从釉牙骨质界起 25% 以上根面被骨质覆盖；③裂隙区从根方起至少 75% 根面有骨桥形成；④裂隙区从根方起至少 50% 根面有骨桥形成；⑤裂隙区根方或冠方无骨桥形成，仅中份有骨桥存在；⑥裂隙区从根方起仅 25% 或少于 25% 根面有骨桥形成。该方法可在混合牙列期对裂隙部位牙槽突高度及形态进行评估，同时对于骨桥的具体位置及量进行记录。

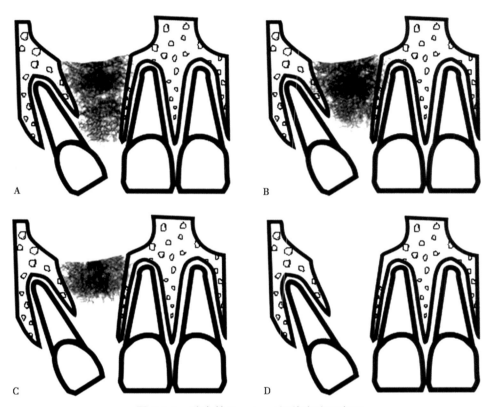

图 6-1-1　改良的 Bergland 评价方法示意图

A. Ⅰ型，植入骨为正常牙槽嵴高度　B. Ⅱ型，植入骨达到鼻底到釉牙骨质界高度的 3/4 以上
C. Ⅲ型，植入骨的牙槽嵴高度少于鼻底到釉牙骨质界高度的 3/4　D. Ⅳ型，牙槽突裂隙内没有植入骨的骨桥存在

　　然而，二维影像不可避免地存在结构重叠、放大失真，可重复性小等问题，在对牙槽突裂植骨术效果的评价中难以得到满意一致的结果。有学者对常用的牙槽突裂植骨评价系统（Bergland 和 Chelsea）研究后称，这两种评价系统的可重复一致性不够高。同一观察者运用两种不同评价系统得出的结论一致性低，且不同观察者间得出结论的一致性差。甚至有文献报道，二维图像可能夸大了植骨术的效果。相较二维影像，三维图像能更准确、真实地反映裂隙的实际情况及植骨术后植入骨的情况（图 6-1-2）。

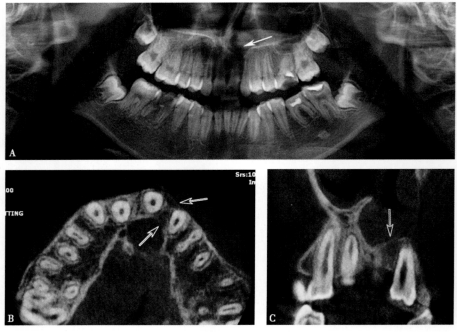

图 6-1-2   牙槽突裂植骨术后骨桥形成

A. 全景片示牙槽突裂植骨术后骨桥形成情况（实心箭头），由于二维影像的局限性，故并不能清晰地显示骨桥的具体情况   B、C. CBCT 水平位及冠状位可以清晰显示骨桥形成的位置及宽度等情况（空心箭头）

第二节   牙槽突裂植骨术的 CBCT 评价

一、牙槽突裂植骨术即刻术后骨质填塞情况

CBCT 图像能够有效地避免解剖结构重叠及图像放大失真的问题，真实准确地显示牙槽突裂隙内骨质填塞的情况。填入的骨质位于牙槽突裂隙内，在 CBCT 图像上多呈不规则形团絮状高密度影像。根据 CBCT 水平位上即刻术后骨质填塞情况的不同，可将其分为 5 个等级（图 6-2-1）。

Ⅰ. 裂隙内可见植入松质骨呈高密度不规则团絮状，但不与周围牙槽突贴合，和（或）植入松质骨不密实；

Ⅱ. 裂隙内可见植入松质骨呈高密度不规则团絮状，裂隙唇侧尚可，但裂隙腭侧松质骨填入不足；

Ⅲ. 裂隙内可见植入骨质呈高密度不规则团絮状，裂隙唇侧饱满，腭侧不足；

Ⅳ. 裂隙内可见植入骨质呈高密度不规则团絮状，与周围骨质基本贴合；

Ⅴ. 裂隙内可见植入骨质呈高密度不规则团絮状，骨质贴合饱满。

利用CBCT可以在不同层面清晰观察骨质的填塞情况,而三维重建图将填塞骨质的情况做了非常直观的显示(图6-2-2)。

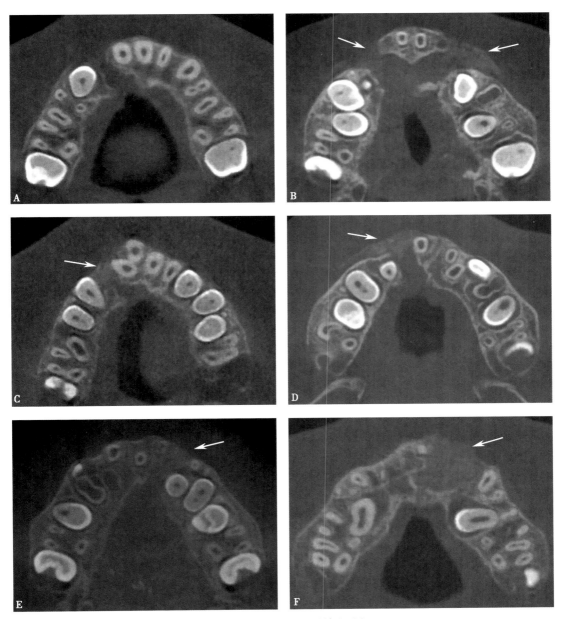

图6-2-1 即刻术后骨质填塞分级

A. 未行牙槽突裂植骨术,裂隙呈低密度影 B. Ⅰ级,裂隙内可见植入松质骨呈不规则高密度团絮状(白色箭头),但不与周围牙槽突贴合,且不密实 C. Ⅱ级,裂隙内可见植入松质骨(白色箭头),裂隙唇侧尚可,但裂隙腭侧松质骨填入不足,可见凹陷 D. Ⅲ级,植入骨唇侧饱满(白色箭头),甚至凸出于牙弓外,但腭侧不足 E. Ⅳ级,裂隙植入骨质(白色箭头)与周围骨质基本贴合,基本密实 F. Ⅴ级,裂隙内植入骨质(白色箭头)与周缘贴合,外形饱满,密度均匀,骨质填塞密实

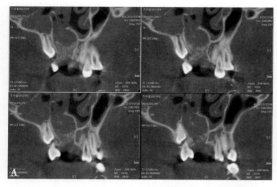
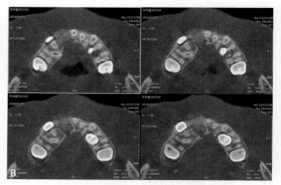

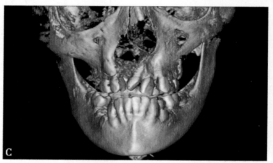

图 6-2-2   右侧完全性牙槽突裂植骨术后

A、B. CBCT冠状位、水平位连续层面显示骨质填塞情况   C. 三维重建图直观地显示了骨质填塞情况

二、CBCT评估裂隙处骨桥形成情况

在牙槽突裂植骨术后半年到一年时,医师可利用CBCT观察裂隙处骨桥的形成情况。在CBCT水平位不同层面可清晰观察裂隙处骨桥是否形成以及骨桥的形态特征。有的患者牙槽突裂隙处骨桥形成良好,可见唇、腭侧均有较好的骨桥形成,宽度良好,无明显骨质凹陷(图6-2-3A);部分患者在裂隙处有骨桥形成,但唇侧(图6-2-3B)或腭侧(图6-2-3C)可见骨质凹陷;有的唇、腭侧均有明显凹陷,骨桥宽度明显不足(图6-2-3D)。

在传统的二维影像上,由于解剖结构的重叠,很难准确清晰地观察裂隙内骨桥形成的实际情况,只能大致观察骨桥是否形成,以及在垂直方向上的大致高度。而CBCT的应用,不仅使得医师可以清晰地观察到骨桥在垂直方向上的形成情况,同时还可以了解其在唇侧、腭侧的具体情况,这在二维影像上是无法做到的。部分患者的骨桥在唇侧形成情况较好,骨质连续,保持了牙弓的突度以及连续性,但骨桥在腭侧形成不佳,可见凹陷(图6-2-4A、B);部分患者骨桥在唇、腭侧均存在不同程度的凹陷,并不能达到上颌牙弓理想的丰满度(图6-2-4C、D)。还有部分患者术后并未形成良好的骨桥结构,而在其原裂隙范围内观察到了游离的高密度影(图6-2-5)。

同时,利用CBCT可以观察裂隙处骨桥在垂直方向上的形成情况。四川大学华西口腔医院的初步研究发现,骨桥在裂隙根中平面的形成率最高,优于根尖方及殆方(图6-2-6)。但是,对于已经形成的骨桥,其宽度在垂直方向的不同层面宽度基本一致,没有显著的统计学差异。

　　四川大学华西口腔医院对植骨术后患者的 CBCT 资料观察发现，随着裂隙侧植入骨质的贴合度及饱满度的增加，即随着即刻术后植骨情况等级的递增，骨桥形成宽度存在增高的趋势（图 6-2-7～图 6-2-11）。提示手术医师应在可能的情况下尽量密实贴合地将骨质植入裂隙内。当然，植骨术后骨桥形成情况的影响因素还有很多，例如术区是否有感染的存在、裂隙的形态、宽度、手术年龄等，这些需要利用大数据进一步分析，才能得到更加可靠的结果。

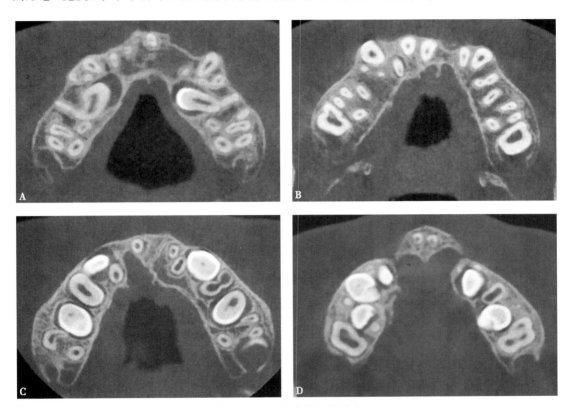

图 6-2-3　植骨术后骨桥形成

CBCT 水平位示牙槽突裂植骨术后骨桥形成情况

A. 唇、腭侧骨桥形成，宽度良好，无明显骨质凹陷　B、C. 有骨桥形成但唇侧或腭侧可见凹陷　D. 唇、腭侧均有明显凹陷，宽度不足

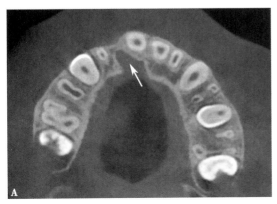
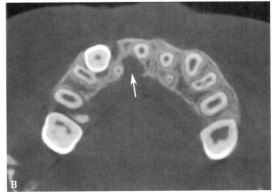

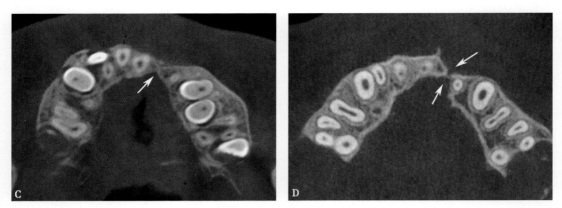

图 6-2-4　骨桥形成凹陷

CBCT 水平位示不同患者骨桥形成情况，唇侧或腭侧存在凹陷（白色箭头）

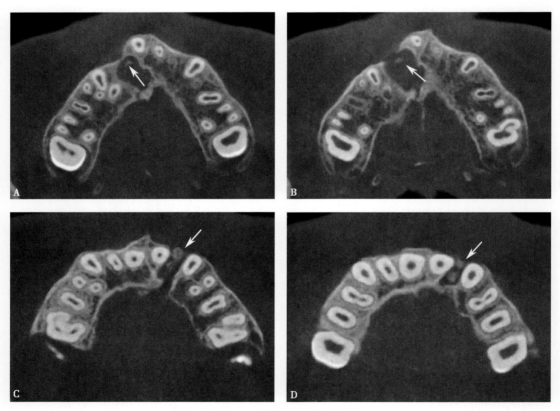

图 6-2-5　裂隙处未形成骨桥

CBCT 水平位示不同患者在牙槽突裂植骨术后并未形成良好的骨桥，而是在原裂隙范围内见游离高密度影（白色箭头）

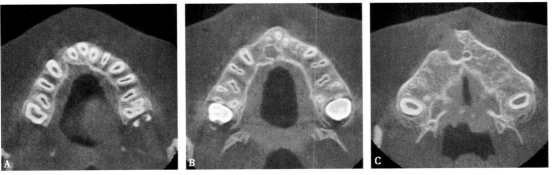

图 6-2-6　右侧完全性牙槽突裂植骨术后

CBCT 水平位不同层面示骨桥形成情况，其中根中平面骨桥形成率最高

A. 骀方　B. 根中平面　C. 根尖方

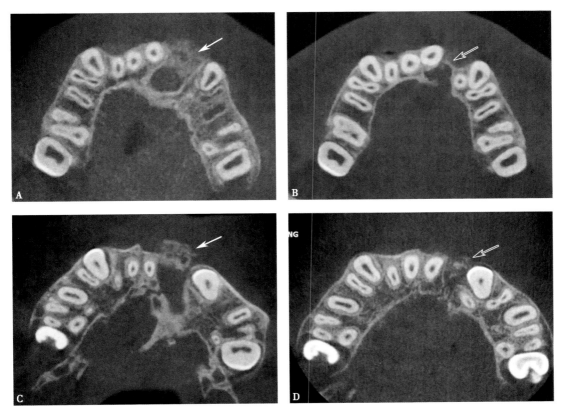

图 6-2-7　Ⅰ级即刻术后效果与骨桥形成情况

A、B 病例一，术后即刻植入骨质未填满裂隙且不密实（实心箭头），术后六个月左右见其内低密度空洞，骨桥形成欠佳，没有足够宽度（空心箭头）

C、D 病例二，术后即刻植入骨质不密实、不贴合裂隙边缘（实心箭头），术后六个月左右见其内低密度空洞，未形成良好的骨桥结构，裂隙内见游离高密度影（空心箭头）

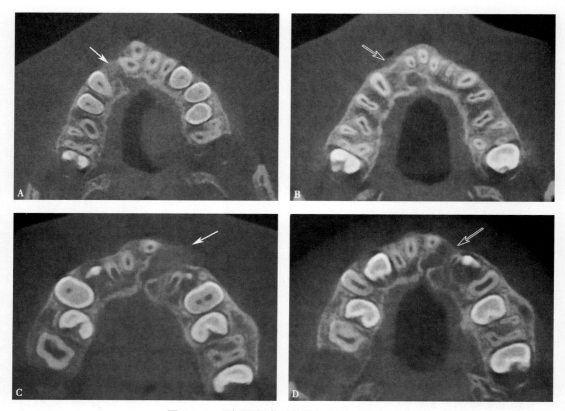

图 6-2-8　Ⅱ级即刻术后效果与骨桥形成情况

A、B 病例一，术后即刻植入骨质在裂隙唇侧尚可（实心箭头），但腭侧不足，术后六个月左右见骨桥形成唇侧尚可（空心箭头），但腭侧存在凹陷

C、D 病例二，术后即刻植入骨质在裂隙唇侧尚可（实心箭头），但腭侧不足、不贴合，术后六个月左右见骨桥宽度不足（空心箭头）

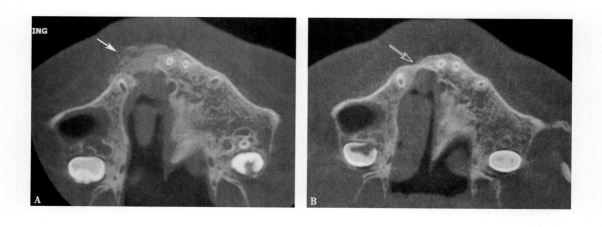

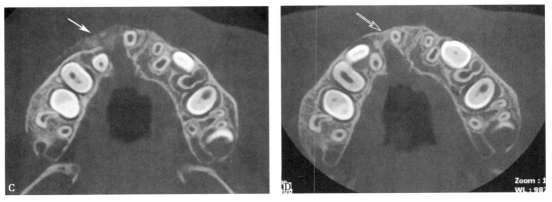

图 6-2-9　Ⅲ级即刻术后效果与骨桥形成情况

A、B 病例一　C、D 病例二

术后即刻植入骨质唇侧饱满，甚至凸出牙弓之外（实心箭头），但腭侧不足，术后六个月左右见形成骨桥较薄，腭侧凹陷明显，缺乏足够宽度（空心箭头）

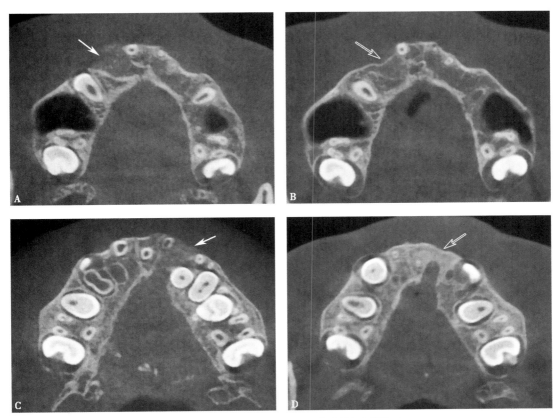

图 6-2-10　Ⅳ级即刻术后效果与骨桥形成情况

A、B 病例一，术后即刻植入骨质基本贴合（实心箭头），术后六个月左右见骨桥形成，唇侧见小凹陷（空心箭头）

C、D 病例二，术后即刻植入骨质基本贴合（实心箭头），术后六个月左右见形成骨桥唇侧尚可（空心箭头），但腭侧不足，有凹陷

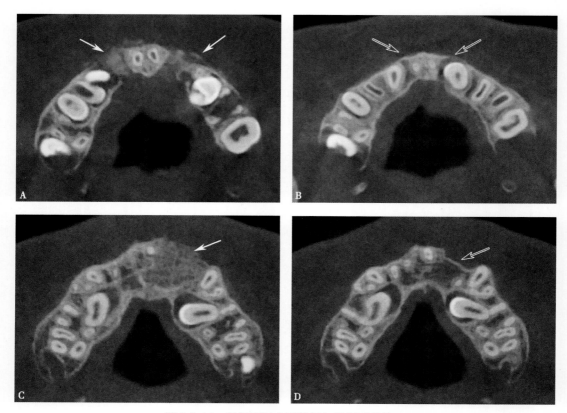

图 6-2-11　Ⅴ级即刻术后效果与骨桥形成情况

A、B 病例一，术后即刻植入骨质饱满贴合（实心箭头），术后六个月左右见骨桥形成良好，骨质连续，为邻牙提供了良好的骨支撑（空心箭头）

C、D 病例二，术后即刻植入骨质饱满贴合（实心箭头），术后六个月左右见骨桥形成良好（空心箭头），骨桥宽度可，未见明显凹陷

三、容积重建评价牙槽突裂植骨术效果

通过对术后患者牙槽突裂隙 CBCT 影像的容积重建，可以直观地了解植入骨充填的情况以及骨桥形成的位置、形态，并且可以定量地分析植入骨及骨桥的变化，对于评估手术效果和制定进一步治疗方案具有参考意义。

这里简要介绍通过 CBCT 影像 DICOM 数据和第三方重建软件评估牙槽突裂植骨术后效果的方法。

（一）术前牙槽突裂隙容积重建模型的导入与匹配

第五章第二节中介绍了术前牙槽突裂隙容积模型的重建方法，为了保证术前术后 CBCT 影像的可比性，建议将术后影像按照同一标准进行头位摆正。术后植入骨充填及骨桥形成情况的评估需要建立在与术前牙槽突裂隙影像比较的基础上。因此，将术前牙槽突裂隙的容积重建模型导入至术后影像会更有利于评估术后效果。尽管术前术后的影像按照同一标准进行头位摆正，但由于拍摄的 CBCT 视野的不同，拍摄时曝光中心有所差异，术前裂隙模型导入术后影像中时，并不恰好与术后影像中对应的位置吻合，因此，模型导入后需要通过移动模型来匹配到对应的位置。牙槽突裂植骨术后形成的骨桥在半年至一年后达到稳定，在此之前的拍片复查中，选取比较稳定的标志点（两侧腭大孔点、前鼻棘点）进行模型匹配可以最大程度保证匹配的准确性。术前术后标志点的重合提示匹配的完成（图6-2-12）。

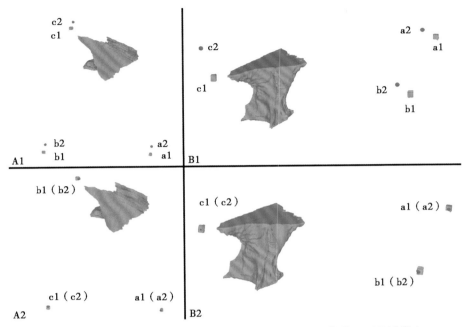

图6-2-12　术前牙槽突裂隙容积重建模型导入匹配至术后CBCT影像中
A1. 术前牙槽突裂隙容积重建模型鼻侧观　　B1. 术前牙槽突裂隙容积重建模型近中面观
A2. 移动模型位置后鼻侧观　　B2. 移动模型位置后近中面观
红色标志点 a1、b1（术前左、右侧腭大孔点）及 c1（术前前鼻棘点）与术前牙槽突裂隙容积重建模型相对位置恒定，模型位置调整时，红色标志点位置相对应地发生改变。术前红色标志点与术后影像中的蓝色标志点 a2、b2（术后左、右侧腭大孔点）及 c2（术后前鼻棘点）并不吻合。移动模型位置后，红色、蓝色标志点基本重合，匹配完成

（二）术后植入骨与骨桥形成区域的界定

植入骨充填区与未充填或充填过于稀疏的区域，以及骨桥形成与未形成区域的密度不同。通过选定合适的灰度值范围，可以将其区别开。术前牙槽突裂隙模型标示出理想的牙槽突裂修复的范围——鼻底至牙槽嵴顶有足够的高度以及唇腭侧的形态饱满。因此，当术前牙槽突裂隙模型导入匹配至术后影像中后，超出模型标示范围的植入骨或者骨质形成部分并不界定在内（图6-2-13，图6-2-14）。这也便于我们观测真正填入牙槽突裂隙的植入骨的量以及牙槽突裂隙内形成的骨桥的量。在临床上，我们可以看到植入骨填充饱满超出牙槽突裂隙范围，但几乎没有见到最后形成的骨质超出牙槽突裂隙标示的范围。

（三）术后植入骨与骨桥的容积重建

按照上述界定的植入骨或者骨桥的范围，得到其容积重建模型，并计算得到其体积（图6-2-15，图6-2-16）。

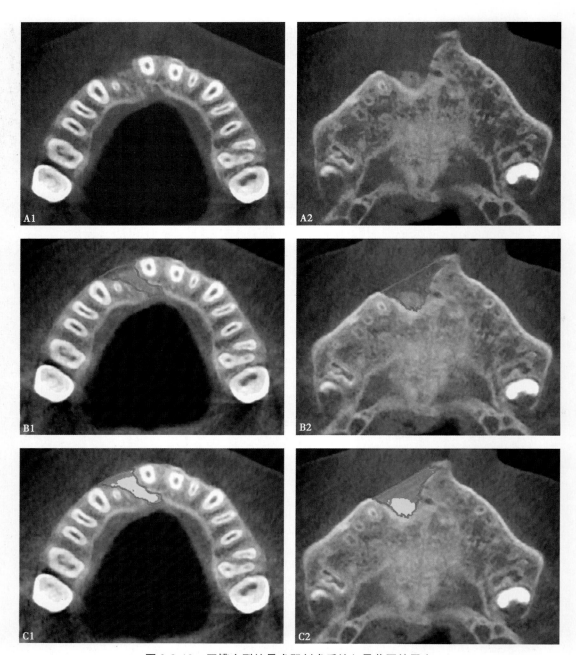

图 6-2-13 牙槽突裂植骨术即刻术后植入骨范围的界定

A1、A2. 即刻术后 CBCT 水平位观察，植入骨呈不规则团絮状，殆方唇侧稍不足，鼻底侧则只有少量植入骨存在　B1、B2. 术前牙槽突裂隙容积重建模型导入匹配后，裂隙模型轮廓显示为红色　C1、C2. 通过选定合适的灰度值范围得到填入牙槽突裂隙内的植入骨范围（黄色）以及未填充或者植入骨过于稀疏的范围（绿色）

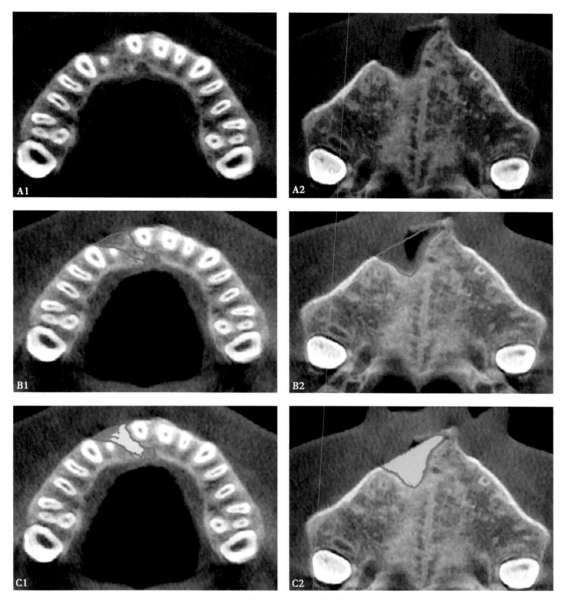

图 6-2-14 牙槽突裂植骨术后一年骨质形成范围的界定

A1、A2. 术后一年复查 CBCT 水平位观察，见殆方骨桥连续，唇腭侧稍有凹陷，鼻底侧无骨质形成 B1、B2. 术前牙槽突裂隙容积重建模型导入匹配后，裂隙模型轮廓显示为红色 C1、C2. 通过选定合适的灰度值范围得到形成骨质的范围（黄色）以及未形成骨质的范围（绿色）

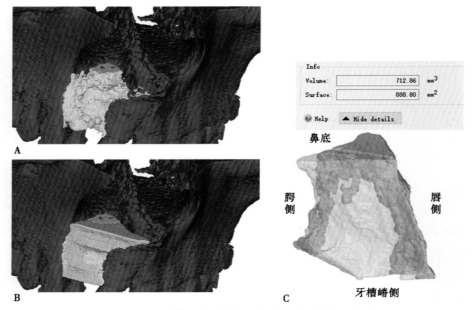

图 6-2-15　牙槽突裂植骨术即刻术后植入骨容积重建

A、B. 唇侧观显示即刻术后植入骨（黄色）的位置，以及未填充或者填充明显稀疏区域（绿色）的部位　C. 容积重建模型（半透明观察）近中面观显示鼻底区域植入骨填充不足，牙槽突裂中份及腭方填充尚可，唇腭侧稍欠饱满，填入牙槽突裂隙内的植入骨所占体积为 712.86mm³

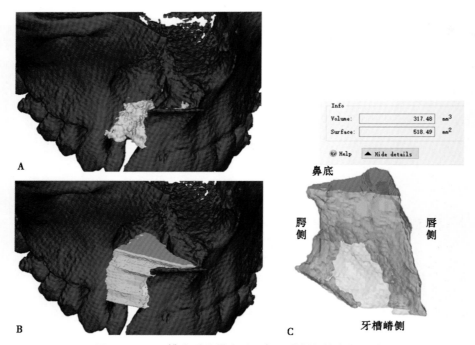

图 6-2-16　牙槽突裂植骨术后一年形成骨桥的容积重建

A、B. 唇侧观显示骨桥（黄色）的位置，以及未形成骨质的部位（绿色）　C. 容积重建模型（半透明观察）近中面观显示：粭方填入骨质最终形成连续的骨桥，形成的骨桥体积为 317.48mm³，与即刻术后植入骨容积重建图比较，鼻底侧植入骨吸收，未形成骨质，唇侧植入骨稍吸收

第七章

唇腭裂患者咽腔的影像学分析

有文献报道唇腭裂患者可能因为鼻腔气道的发育异常、腺样体的肥大以及腭成形术等原因出现口呼吸、打鼾以及其他睡眠呼吸问题。这些问题可能会增加心脑血管疾病的风险，而且容易导致白天注意力不集中、嗜睡等。此外，腭咽闭合与咽腔侧壁、后壁以及软腭的形态功能息息相关，咽腔的异常将会影响到唇腭裂患者的发音功能。因此，关注唇腭裂患者的咽腔形态与功能具有重要意义。

一、唇腭裂患者咽腔的侧位片评估

X 线头影测量侧位片是最传统的咽腔影像评估方法，可以对咽腔的深度（前后径）、长度，咽腔周围软组织厚度，以及颅颌面的骨性发育情况进行测量分析（图 7-0-1）。以往唇腭裂患者咽腔的研究都建立在头影测量侧位片的基础上。Imamura 等根据头影测量侧位片的研究发现：唇腭裂儿童的腺样体明显大于同龄的正常儿童，青少年唇腭裂患者的咽腔前后径要小于同龄的非唇腭裂者；Osterkamp 等报道成年唇腭裂患者的面部形态和咽腔形态与睡眠呼吸障碍的患者相似，他们的咽腔深度在软腭尾部有明显狭窄。这些可能是唇腭裂患

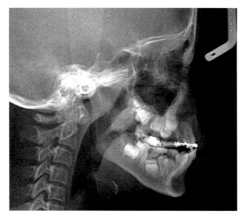
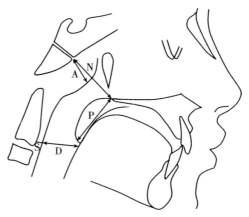

图 7-0-1　唇腭裂患者侧位片

通过侧位片可以对唇腭裂患者咽腔的前后径（D）、咽腔周围软组织如咽后壁厚度（S）、软腭长度（P）、腺样体大小（A/N）进行测量分析，其中 A 为蝶枕缝前缘到腺样体最凸点的距离，N 为蝶枕缝前缘到后鼻棘点的距离，通常 A/N 大于 0.5 为腺样体偏大，0.75 以上为严重肿大。但在实际测量中，因为结构重叠的原因，在侧位片上往往无法确切定位蝶枕缝前缘点和后鼻棘点

者口呼吸及睡眠呼吸障碍的发生率高于正常人的原因。基于侧位片的研究，一些学者发现唇腭裂患者上下颌骨在矢状位上存在发育不足，并呈垂直型的生长模式。这些可能是引起患者咽腔形态异常的骨性原因。

二、唇腭裂患者咽腔的 CT 评估

螺旋 CT 或 CBCT 能够克服平片存在的重叠、放大、标志点不清晰等局限性，越来越多的用于咽腔影像分析研究。医师能够从 CT 影像的多个层面观察分析唇腭裂患者咽腔的形态，从而对其有更加全面的了解。这样有利于观察腭裂手术对咽腔的影响，发现唇腭裂患者咽腔可能存在的问题。咽腔截面的分析可以获得咽腔的直径以及截面积，有助于找出咽腔的狭窄区（图 7-0-2）。

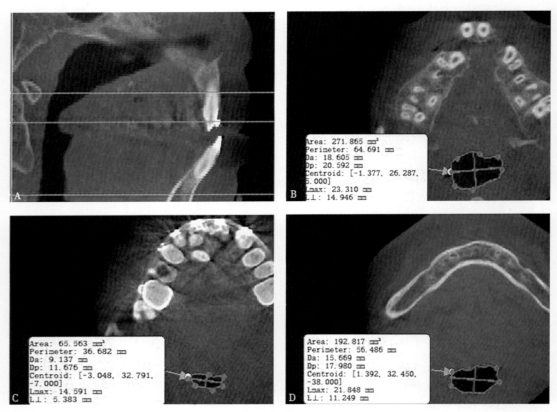

图 7-0-2   CBCT 咽腔截面积测量

A. 矢状位，红线从上至下示咽腔软腭区、软腭尾端区、舌根区   B. 水平位示咽腔的软腭区   C. 水平位示咽腔的软腭尾端区   D. 水平位示咽腔的舌根区

软腭区、软腭尾端区及舌根区气道截面积分别为 271.865mm²（短径 14.946mm，长径 23.310mm）、65.563mm²（短径 5.383mm，长径 14.591mm）及 192.817mm²（短径 11.249mm，长径 21.848mm），软腭尾端区气道较狭窄

CT 不仅能够提供多层面的观察，而且能够对咽腔进行容积重建，使其形态立体的展现在我们面前，有助于我们更好地了解唇腭裂患者咽腔的解剖状态。通过容积重建后体积的

计算，能够定量的分析咽腔容量的改变。最近一些研究者对唇腭裂患者的咽腔进行了容积重建的研究（表 7-0-1）。胥毅等对未行唇腭裂手术治疗的成年人的研究中发现唇腭裂患者的鼻咽腔和口咽腔要大于正常同龄人；而 Mevlut C 等对儿童的研究表明，唇腭裂患者的鼻咽腔要比正常人狭窄；Mariko 等对青少年的研究发现，唇腭裂患者的口咽腔要小于正常人。其他的一些学者，并没有发现唇腭裂患者和正常人咽腔之间的差异性。对大样本、标志点明确的唇腭裂类型以及术式的进一步研究将有利于更加全面细致地了解唇腭裂患者咽腔的特点。

表 7-0-1　近期唇腭裂患者咽腔容积重建研究结果汇总

作者	年份	唇腭裂类型	年龄（岁）	人数	治疗史	结果	
						鼻咽腔体积	口咽腔体积
Tracy C	2012	UCLP + BCLP	平均 19.6	19	/	ns	ns
Mariko Y	2012	UCLP + BCLP	9～17	29	术后	小	ns
Yi X	2013	CP	成人	32	未治疗	大	大
Rohan D	2014	UCLP	12～14	11	/	小	ns
Mevlut C	2014	CLP	14.1 ± 2.1	16	术后	ns	ns
Luiz A	2014	UCLP	7～12	30	/	ns	ns
Mevlut C	2014	UCLP	14.6 ± 3.2	30	/	ns	小

CP: 单纯腭裂；CLP: 唇腭裂；UCLP: 单侧唇腭裂；BCLP: 双侧唇腭裂；ns: 无显著统计学差异

三、唇腭裂患者咽腔容积重建评估方法简介

唇腭裂患者由于咽腔周围软硬组织的改变，其解剖标志点与正常人有所不同。因此，其咽腔的容积重建也有其特殊性。以下简要介绍基于 CBCT 的 DICOM 数据与第三方软件的唇腭裂患者咽腔容积重建评估方法。

1. **参考层面的确立与头位摆正**　为了保证不同 CT 影像数据间的可比性，寻找合适的参考层面，并在此基础上对影像进行头位的重新摆正是必要的。这里将眶耳平面作为参考层面，使其与水平面平行，将经过双侧耳点且垂直于眶耳平面的面作为冠状面，从而将头位重新摆正，确保数据测量在相同的头位下进行（图 7-0-3）。

2. **咽腔的分界**　咽腔分为鼻咽腔、口咽腔、喉咽腔，其中口咽腔又可进一步分为腭咽腔和舌咽腔，下文主要讨论与口腔临床息息相关的鼻咽腔与口咽腔部分的分界与容积重建。通常后鼻棘点为咽腔分界的重要解剖标志点，过后鼻棘点的冠状面为鼻腔和鼻咽腔的分界面，过后鼻棘点的水平面为鼻咽腔和口咽腔的分界面。然而，对于腭裂患者，因为硬腭骨质的不完整，不存在一个正常的后鼻棘点。因此，这里我们结合唇腭裂患者的解剖特点，提出一种新的分界方法。在患者的翼板根部的水平层面，过翼上颌裂作垂直于水平面的平面，用于分隔鼻咽腔与鼻腔。在患者的正中矢状面，过寰椎关节前结节的最上缘作一水平面，用以分界鼻咽腔和口咽腔；过第三颈椎下缘的最凹点作一水平面，用以分界口咽腔与喉咽腔（图 7-0-4）。

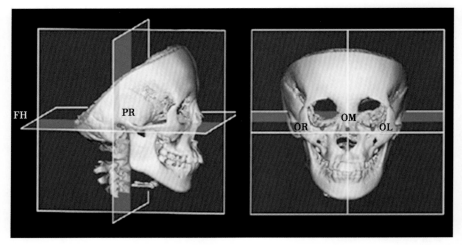

图 7-0-3　参考层面的确立与头位摆正

PR：右侧耳点，右侧外耳道最上缘点　　OR（OL）：右（左）侧眶点，右（左）侧眶下缘最低点　　OM：OR 与 OL 中点　　将眶耳平面（过双侧耳点以及 OM）作为参考层面，使其与水平面平行，将经过双侧耳点且垂直于眶耳平面的面作为冠状面，将头位重新摆正

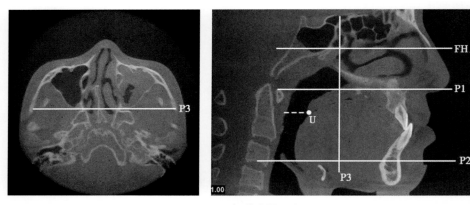

图 7-0-4　气道分界示意图

FH：眶耳平面　　P1：过寰椎前结节最上缘点的水平面，用于分界上方的鼻咽腔和下方的口咽腔　　P2：过第三颈椎下缘最凹点的水平面，作为口咽腔的下界　　P3：在患者的翼板根部，过翼上颌裂的垂直于水平面的面，作为鼻咽腔的前界　　U：软腭的最下缘点　　虚线：过 U 点的水平面，进一步将口咽腔分为上份的腭咽腔和下份的舌咽腔

　　3. 咽腔容积重建　咽腔中气体密度明显低于周围软组织。因此，可通过灰度值差选定咽腔的范围。结合上面提到的咽腔分界，完成咽腔及其各部分的容积重建，并获得体积、最小截面积等数据（图 7-0-5）。

　　咽腔的容积重建有助于直观地观察咽腔的形态有无异常，通过计算机辅助快捷方便地找出咽腔狭窄区，初步发现咽腔可能存在的问题。但值得注意的是，咽腔的形态容易受拍摄时体位、呼吸状态的影响，并且它无法呈现咽腔的功能状态，因此，进一步检查至关重要。

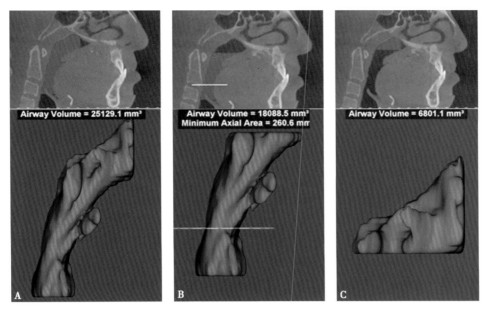

图 7-0-5　咽腔容积重建

A. 容积重建后咽腔体积为 25 129.1mm³　B. 容积重建后口咽腔体积为 18 088.5mm³，气道最狭窄处位于舌根后份，平齐枢椎下缘的位置，其截面积为 260.6mm²　C. 容积重建后鼻咽腔体积为 6801.1mm³

第八章

唇腭裂患者生长发育的影像学评估

对颌骨生长发育状况的监测是唇腭裂综合治疗中尤为重要的环节。为尽早恢复患者鼻唇外形、为语音功能发育提供正常的结构基础，现代唇腭裂综合治疗模式要求在出生后早期完成一期修复手术。然而，早期有创性外科操作常常会干扰颌面部骨骼正常的生长发育，造成继发颌骨畸形。目前，在唇腭裂软组织整复效果较为满意的情况下，继发颌骨生长发育异常的问题日益凸显，并成为决定最终整复效果和患者满意度的关键因素。

唇腭裂患者颌面部生长发育不足主要体现在上颌。腭裂术后上颌常出现不同程度的矢状向长度不足，相对于颅底位置后缩，冠状面高度不足，且牙弓缩窄（图8-0-1，图8-0-2）。同时，上颌发育不足使得下颌的生长失去正常咬合的限制，常伴有下颌骨过度发育并向前上方旋转。上下颌生长发育异常共同构成典型唇腭裂继发畸形面容，即碟形脸（图8-0-3，图8-0-4）。由于失去了有效的骨性结构支撑，单纯行鼻、唇软组织畸形整复无法获得较为满意的面中份形态。这就要求在唇腭裂治疗过程中密切监测患者颌骨发育情况。这样不仅有助于对唇腭裂继发的颌骨畸形早发现、早干预，也能在唇腭裂序列治疗方案和时机的不断优化过程中发挥重要指导作用。

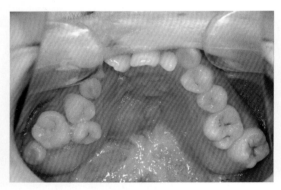

图8-0-1　腭裂术后继发牙弓狭窄
口内照片示上颌牙弓重度缩窄，腭穹隆高耸

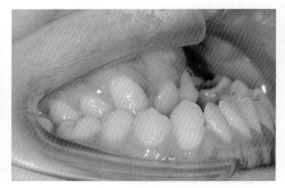

图8-0-2　腭裂术后上颌后缩
口内照片示严重反咬合，下颌牙列舌倾代偿

影像学测量分析是目前公认地评估颌骨发育情况的有效手段，可帮助医师快速全面地了解上下颌骨的发育情况和位置关系，初步判断骨性畸形的程度及来源，制定出合适的干预措施。通过对各年龄段的不同个体或同一个体不同时期的影像学测量分析，可以从横向和纵向两个方面研究其颅颌面的生长发育状况，探索减少医源性因素对颌面部生长发育干扰的方法和途径。

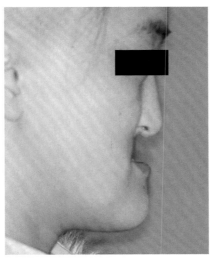

图 8-0-3　唇腭裂术后继发双颌畸形
典型患者侧面照示上颌后缩伴发下颌前突

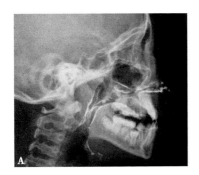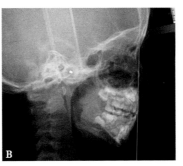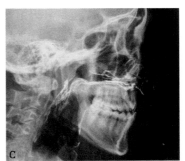

图 8-0-4　不同年龄唇腭裂患者
唇腭裂患者上颌骨发育不足在生长发育中逐渐凸显
A. 儿童期患者咽腔造影侧位片　B. 青春期患者头影测量侧位片　C. 成年患者咽腔造影侧位片

第一节　头影测量方法

头影测量是量化的分析，是检查颅面生长情况和畸形的重要手段。

在获取的头影测量正、侧片上描记出明显的骨性标志，包括颅底、眶下缘、鼻底、牙槽嵴、前后鼻棘、下颌骨轮廓及牙列，并标记出公认的测量标志点（图 8-1-1，图 8-1-2，表 8-1-1），构成量化测量分析的基础。通过标志点间线段距离的测算，可以获得诸如上颌骨长度（ANS-PMP）、高度（N-ANS）、下颌骨长度（Gn-Cd）、咽腔深度（Ba-PMP）等数据。通过定义一些标准参照平面,如眶耳平面(FH)、前颅底平面(SN)等(图 8-1-3),并在此基础上测量一些角度指标,即可了解上下颌骨相对于颅底的位置关系(SNA、SNB)、颌间相对关系(ANB)、牙列关系(ANS-N-Pog、ANB、N-A-Pog)等。常用的距离和角度指标见表 8-1-2。

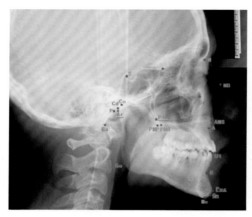

图 8-1-1 头影测量侧位片各描记标志

表 8-1-1 常用头影测量标志点

标志点名称	定点描述
S(蝶鞍点)	蝶鞍影像的中心
N(鼻根点)	鼻额缝的最前点
Ba(颅底点)	枕骨大孔前缘中点
P(耳点)	外耳道的最上点
Or(眶点)	眶下缘的最低点
ANS(前鼻棘)	前鼻棘之尖端
PNS(后鼻棘)	硬腭后部骨棘之尖端
Ptm(翼上颌裂点)	翼上颌裂轮廓的最下点
PMP(后上颌点)	Ptm 到腭平面的垂点,是一个假想点
A(上齿槽座点)	前鼻棘与上齿槽缘点间的骨部最凹点
B(下齿槽座点)	下齿槽突缘点与颏前点间的骨部最凹点
Me(颏下点)	颏部的最下点
Pog(颏前点)	颏部的最前点
Gn(颏顶点)	颏前点与颏下点的中点
Go(下颌角点)	下颌角的后下点
Ar(关节点)	颅底下缘与下颌髁突颈后缘的交点
U1(上中切牙点)	上中切牙切缘的最前点
L1(下切牙点)	下中切牙切缘的最前点
Cd(髁突后缘)	髁突影像后缘最凸点
Co(髁顶点)	髁突的最上点

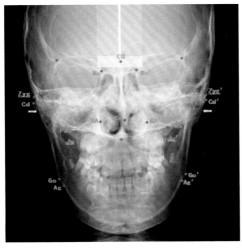

图 8-1-2 头影测量正位片各描记标志点

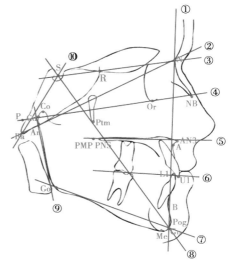

图 8-1-3 头影侧位测量常用标准平面示意图
①NP ②N-Ba ③S-N ④FH ⑤PP ⑥OP
⑦MP ⑧Y-axis ⑨RP ⑩S-Ba

表 8-1-2 唇腭裂头影分析常用测量项目

长度指标	指标描述
S-N	前颅底长度,蝶鞍点与鼻根点间距离
S-Ba	后颅底长度,蝶鞍点与颅底点间距离
N-Ba	全颅底长度,N、Ba 两点间的直线距离
ANS-Me	下面高,ANS 与 Me 在 FH 平面垂线上垂足间的距离
N-ANS	上面高,ANS 与 N 在 FH 平面垂线上垂足间的距离
N-Me	全面高,N 与 Me 在 FH 平面垂线上垂足间的距离
ANS-PNS	硬腭长度,ANS 与 PNS 间的直线距离
ANS-PMP	上颌骨矢状向长度,ANS 与 PMP 间的直线距离
A-PMP	上颌骨基骨长度,A 与 PMP 在 ANS-PMP 上垂足间距离
Gn-Cd	下颌骨长度,Gn 与 Cd 的直线距离
Ar-Go	下颌升支长度,Ar 与 Go 的距离
Ba-PMP	骨性咽腔深度,Ba 与 PMP 间的距离
Ba-PNS	骨性咽腔深度,Ba 与 PNS 间的距离
角度指标	指标描述
∠SNA	上颌相对于颅部的前后位置关系
∠SNB	下颌相对于颅部的前后位置关系
∠ANB	上、下颌骨对颅部的相互位置关系
∠Ba-N-A	上颌基骨相对于全颅底平面的突度
∠Ba-N-B	下颌基骨相对于全颅底平面的突度
∠Ba-N-ANS	上颌相对于全颅底平面的突度
∠Ba-N-Pog	下颌颏部相对于全颅底平面的突度
∠NB-N-ANS	鼻骨相对于上颌骨的突度
∠NP-SN	面平面与前颅底平面的夹角,表示面突度

在这些测量指标的基础上，各家学者提出了诸多不同的头影分析评价方法。每一个分析法均包括几个至几十个测量指标，这些测量项目作为一个整体提出以对发育情况作出综合评价。但在以 X 线头影测量为手段的单个研究课题中，测量指标的选择和组合往往视不同研究内容而定。

随着 CBCT 的普及，三维头影测量也被应用于唇腭裂患者颅颌面部生长发育状况的研究中。相对于传统二维头影测量，三维分析法具有定点明确、不受重叠影像干扰、可增加面积体积量化指标等优势。然而，在 CBCT 三维重建模型上定点测量工作较传统方法费时，且目前尚无公认的定点和分析评价标准，尚未在临床工作中广泛开展，缺乏正常人群的常模数据，需要进一步探索。

同正畸治疗相比，唇腭裂生长发育相关头影测量更关注骨性标志点。针对唇腭裂患者生长特征，主要关注上下颌骨基骨点相对于颅底的位置（∠SNA、∠SNB）。除了外形相关指标，唇腭裂头影测量还额外关注咽部形态，如咽腔深度（Ba-PMP），辅助语音矫治。

第二节   唇腭裂患者颌面部生长规律

颌面部的主要生长中心目前已明确：上颌骨前后向生长主要来自于前颌犁骨缝、腭横缝以及翼颌缝区域的成骨；上颌骨冠状向的生长 80% 来自于腭中缝处的成骨；下颌骨的生长主要来自髁突和下颌骨体表面的骨质沉积。

早期临床观察提示，未接受整复手术的唇腭裂患者常不会出现严重的颌骨突度异常（图 8-2-1）。因此，早期学者认为尽管唇腭裂患者存在组织缺失和移位，但其颌面部生长发育潜力正常。然而，随着头影测量研究的深入和细化，发现唇腭裂患者颅颌面的生长潜能同正常人群仍存在细微的差异。四川大学华西口腔医院通过对就诊患者生长发育状况长期随访观察，发现唇腭裂患者即使不接受任何外科治疗，仍表现出上颌骨矢状向长度不足，前颌骨位置相对于颅底后移，且在生长发育期内畸形随患者年龄的增长而持续加重，直至生

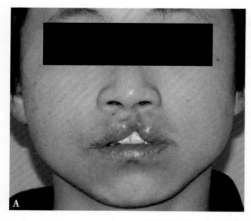
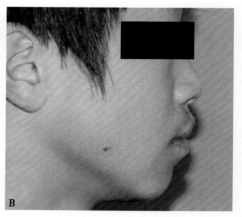

图 8-2-1   未行手术的成年唇腭裂患者
A. 正面   B. 侧貌显示正常的上下颌突度，生长发育未受明显干扰

长发育结束（图 8-2-2）。而不伴有腭裂的单纯唇裂伴或不伴牙槽突裂的患者，其面型与正常人基本相同，仅仅在伴牙槽突裂者的裂隙区有牙列不齐（图 8-2-3）。

此外，通过比较不同畸形类型患者的头影测量数据，我们还发现唇腭裂患者内在的生长发育不足同裂隙严重程度密切相关。腭隐裂患者的上颌长度、高度以及位置类似于正常人群（图 8-2-4），而完全性腭裂患者则表现出明显的特征性上颌长度不足和位置靠后，面中分发育不足在双侧完全性唇腭裂人群中最为严重。

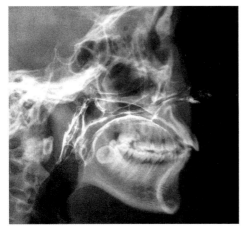

图 8-2-2　未行手术的成年双侧完全性唇腭裂患者
尽管未行手术，前颌区域仍较后缩

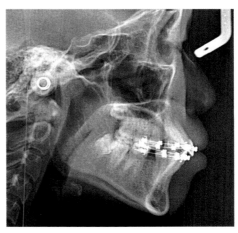

图 8-2-3　未行手术的成年单纯唇裂患者
当不伴有腭裂时，唇裂患者具备正常的颌骨发育能力

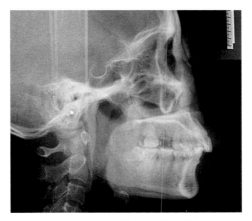

图 8-2-4　成年腭隐裂患者
腭隐裂患者上颌骨长度、高度及突度均基本正常

第三节　头影测量指导外科干预时机

通过比较不同治疗模式下唇腭裂患者的头影测量数据，可以发现腭裂修复术是引起上颌骨生长发育不足的主要原因，推迟腭裂修复术可以有效减轻对患者面中份生长发育的影

响。要彻底避免手术造成的医源性生长发育不足,需青春期后颌面部生长发育结束再行腭裂整复(图8-3-1,图8-3-2)。然而,推迟手术意味着患者可能形成难以矫正的腭裂构音习惯,终生无法恢复正常语音功能,无论从语音、病理、医师角度还是从家庭、社会角度都不可行。借助头影测量分析工具,我们得以进一步分析腭裂手术各个操作步骤对生长发育的影响。多项多中心大样本头影测量研究提示,只修复软腭裂隙而不修复硬腭裂隙的患者,常表现出正常的上颌骨矢状向长度和位置,所以软腭裂修复术对面部生长无影响,而硬腭裂修复术是引起上颌骨生长发育不足的主要原因。在此基础上,二阶段法整复先天性腭裂畸形应运而生,即早期修复软腭裂以获得正常语音,待上颌骨发育基本完成时(12~14岁)再行硬腭修复。两阶段修复腭裂同一阶段修复相比,在保证语音效果的同时,有较好的上颌骨长度、突度和上下颌矢状向关系。

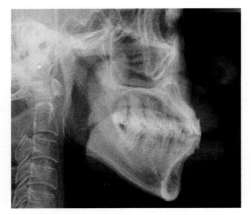

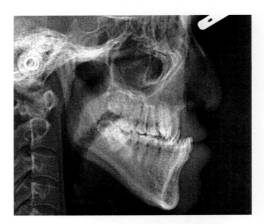

图8-3-1　延期行腭裂整复患者
该完全性腭裂患者于十岁行腭裂整复,避开了颌骨快速生长期,因而上颌骨发育基本正常

图8-3-2　早期行腭裂整复患者
该完全性腭裂患者于一岁行腭裂整复,上颌骨生长发育不足,短小而后缩

　　牙槽突植骨整复是头影测量结果指导唇腭裂整复时机的又一例证。早期学者提倡在唇裂整复的同时行牙槽突植骨,认为牙槽突植骨区域不是上颌骨生长中心,早期手术可以尽早稳定上颌骨。然而随后的生长发育监测提示早期牙槽突植骨导致严重的上颌骨垂直向高度不足。在此后的很长一段时间,牙槽突植骨被排除在唇腭裂序列治疗计划以外。直到20世纪70年代初,头影测量研究表明前颌生长完成于5~8岁,由此才又出现了牙槽突裂植骨单独进行的二期植骨术,患儿年龄通常在9~11岁。该治疗方案随后生长发育监测表明二期植骨唇腭裂患者同未植骨对照组相比,上颌骨矢状和冠状向发育无明显差异,由此得以确立牙槽突裂二期植骨的最佳手术时机。

　　此外,回顾性头影测量分析研究提示,硬腭整复术影响唇腭裂患者面中份生长发育的严重程度同术中形成的裸露骨面以及继发瘢痕的面积和位置密切相关。传统腭裂两瓣法术式常需在近牙龈区域行大范围松弛切口,遗留的裸露骨面二期愈合由瘢痕组织覆盖。这就提示在保证裂隙关闭的情况下尽量减少遗留瘢痕是腭裂术式改进的方向。四川大学华西口腔医院自 2004 年开始率先在国内利用显微外科技术充分游离硬腭黏骨膜瓣中腭大神经血管束,在保证术后伤口愈合的基础上极大降低了松弛切口的使用率。近十年的生长发育监测结果表明,该术式改进有效降低了硬腭裂整复对上颌骨矢状向生长发育的负面影响。

此外,唇腭裂患者一旦出现明显的面中份发育不足,常需要正颌外科干预矫正该继发骨性畸形。而患者是否需要进行正颌外科治疗,85% 可以通过 X 线头影测量来判断。通过测量 SNA、SNB、ANB 等几个常用角度指标,临床医师可快速明确患者畸形来源是否为骨性。当骨性畸形严重程度超过单纯正畸治疗的可修饰范围,则需要考虑正畸正颌联合治疗。在正颌手术计划过程中,需要通过头影测量了解需要前徙上颌骨的距离。一次性上颌骨前徙的距离最大约 8～10mm,若超出此范围,则需要考虑应用牵张成骨进一步前徙。此外,手术设计时需要同时考虑下颌发育情况。唇腭裂继发骨性畸形有时在上颌发育不足的同时伴有下颌骨的过度发育。出现该情况时需考虑行双颌手术,前徙上颌骨的同时后退下颌骨(图 8-3-3,图 8-3-4)。

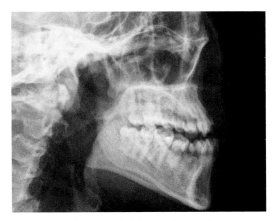

图 8-3-3　仅需上颌前徙患者

该患者上颌骨长度不足且后缩,但下颌位置基本正常,其骨性畸形矫治仅需上颌部分前徙

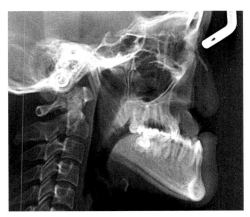

图 8-3-4　同时需上颌前徙和下颌后退的患者

该患者上颌重度后缩,长度明显不足,且下颌过度前伸,需上颌牵张成骨配合下颌后退矫治其颌骨畸形

头影测量是唇腭裂治疗医师对患者颌面部生长发育情况快速评估、长期追踪的有力工具。基于头影测量技术的研究对推进唇腭裂序列治疗模式的进一步优化以及外科干预措施的改进至关重要。

第九章

唇腭裂患者上颌窦、鼻中隔及鼻甲的评价

第一节　唇腭裂患者上颌窦的评价

上颌窦位于面中份，与健康人群相比，唇腭裂患者上颌窦异常改变发病率较高，但原因至今尚不明确。有学者推测可能是由于唇腭裂患者口鼻腔相通，致使鼻腔黏膜易受到食物刺激所致。同时，唇腭裂患者更易出现上颌窦发育畸形、鼻中隔偏曲、中鼻甲过度气化等窦口鼻道复合体变异等问题；也有学者试图从微生物的角度探讨这一问题，Chuo等研究发现，与正常人群相比，腭裂人群的呼吸道中定植了更多的病原菌，尤其是金黄色葡萄球菌等与术后菌血症以及手术创口感染密切相关的病菌。上颌窦炎症不仅会引起鼻塞、流涕、嗅觉障碍、鼻出血、真空性头痛等局部症状，还会发生头昏易倦、精神抑郁、萎靡不振、纳差、失眠、记忆力减退、注意力不集中等全身症状，若病变长期迁延不愈甚至会影响颌面部发育。因此，临床医师在观察唇腭裂患者的影像学资料时，除了关注裂隙及牙列的状况外，同时还应该加强对上颌窦区域的关注，发现上颌窦内异常影像时应结合患者的主观症状及临床检查判断是否需要请耳鼻喉科医师会诊及做进一步的诊治。

一、唇腭裂患者上颌窦发育状况

上颌窦大体呈锥形，其上方为眶底，下接牙槽突，内侧为鼻腔外侧壁，是四组鼻窦中体积最大、发育最早、也是最受口腔科关注的一组鼻窦（图9-1-1）。上颌窦在胚胎3月时即在鼻囊下外侧萌出，出生后其经历两个发育高峰，0～3岁为第一次快速生长期，7～12岁为第二次生长高峰，12～14岁时其体积几乎已达成人水平。上颌窦在发育过程中，其底壁会随着年龄的增大而逐步下降，9岁时下降到硬腭水平，约12岁时下降至鼻底水平，最终随着上颌窦的气化，窦底会降至鼻底下方4～5mm。有研究发现在生长发育期的男性上颌窦底高于同龄女性。

上颌窦发育畸形主要包括以下三种情况：上颌窦分隔、筛上颌窦以及上颌窦容积变异。上颌窦容积变异在三种发育畸形中受关注较多，且被认为和上颌窦炎症的发生具有相关性。上颌窦发育不良是一种发育异常，主要表现为容积显著小于正常上颌窦，有学者认为较小的上颌窦发生慢性炎症的可能性更大。唇腭裂患儿与正常儿童相比，上颌窦大小及形状是否有差异尚存在争议，Robinson等通过对腭裂患儿及正常儿童的头影测量X线片进行研究

认为两者没有明显差异；Smith 等用组织学方法对腭裂及正常胎儿的上颌窦发育及形态进行研究认为两者无明显差异；Hikosaka 等利用 3D 图像分析软件研究认为正常对照组、牙槽突裂不伴腭裂组、牙槽突裂伴腭裂组之间上颌窦体积无明显统计学差异，且唇腭裂患者裂隙侧与非裂隙侧上颌窦容积之间也无明显统计学差异；但是 Rezende Barbosa 等对 CBCT 图像进行三维重建及体积测量，发现腭裂组患儿上颌窦体积小于同年龄组的正常儿童。

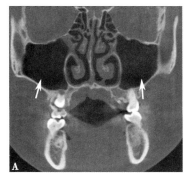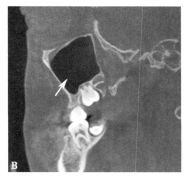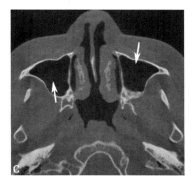

图 9-1-1　CBCT 示正常上颌窦（白色箭头）
A. 冠状位　B. 矢状位　C. 水平位　正常上颌窦黏膜在 CBCT 图像上不可见

二、唇腭裂患者上颌窦异常影像的 CBCT 评价

由于上颌窦特殊的解剖结构，其异常征象的病理学依据往往不及其他部位充足，因此，CBCT 图像上观察到的上颌窦异常影像学表现可以作为对唇腭裂患者鼻气道功能评价的一个客观参考指标。以往应用 CBCT 对上颌窦研究的文献中对上颌窦内异常影像，尤其是上颌窦黏膜改变的分类不尽相同，名称各异：上颌窦炎症（sinusitis）、窦腔部分昏暗（partial opacification with liquid accumulation）、窦腔完全昏暗（total opacification with liquid accumulation）、潴留囊肿（retension cyst）、息肉（polyp）、黏液囊肿（mucocele）、扁平状黏膜增厚（flat mucosal thickening）、息肉状黏膜增厚（polypoidal mucosal thicking）等等。且各研究对认定上颌窦黏膜增厚的标准不同，有些研究将黏膜厚度大于 1mm 作为判定黏膜厚度的界限，有研究者将黏膜厚度大于 3mm 作为界限，也有研究认为上颌窦黏膜厚度大于 4mm 判定为黏膜增厚才具有临床意义。基于上颌窦多种多样的表现，本章通过 CBCT 对唇腭裂患者的上颌窦进行一个完整的评价。

唇腭裂患者上颌窦异常影像表现　在 CBCT 图像上对唇腭裂患者上颌窦进行观察，根据上颌窦内所见异常影像表现不同可将其大致分为 5 类：

（1）黏膜增厚：正常上颌窦黏膜厚度小于 1mm，一般在 CBCT 扫描图像上不可见（见图 9-1-1）。本书中将 CBCT 图像上分布于上颌窦壁且厚度大于 1mm 的条带状中等密度影认定为上颌窦黏膜增厚。另外，根据窦腔内黏膜增厚的程度及形态可将本型分为 2 个亚类：

1）黏膜均匀增厚（平均厚度＞1mm）：上颌窦黏膜沿上颌窦壁呈条带状均匀增厚，平均厚度＞1mm（图 9-1-2）；

　　2）黏膜不规则增厚：上颌窦黏膜呈波浪状、分叶状或其他不规则形状增厚，厚度不均一（图 9-1-3）。

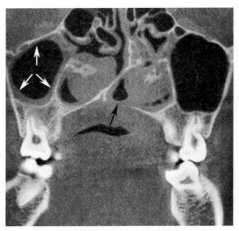

图 9-1-2　腭裂伴右侧上颌窦黏膜均匀增厚
CBCT 冠状位图像示腭裂患者右上颌窦壁的均匀条带
状中等密度影（白色箭头），黑色箭头示腭裂裂隙

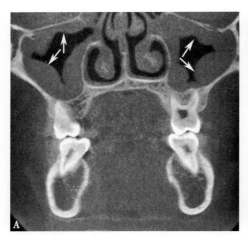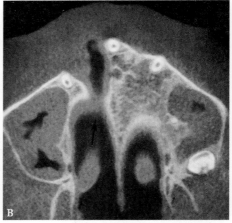

图 9-1-3　牙槽突裂伴双侧上颌窦黏膜不规则增厚
A．CBCT 冠状位图像示双侧上颌窦黏膜增厚，厚度不均一，呈分叶状（白色箭头）　B．该患者 CBCT 水平位图像示其牙槽突裂（黑色箭头）

　　上颌窦壁黏膜改变是上颌窦炎症的表现，上颌窦黏膜均匀增厚可能与慢性、缓和的炎症刺激有关，而黏膜的不规则增厚可因慢性化脓性上颌窦炎反复迁延不愈所致。上颌窦炎症除可引起鼻部通气障碍外，也可扩展至邻近结构、器官，严重时可引起视力障碍、颅内感染等并发症，对儿童及青少年来说，长期迁延不愈的上颌窦炎症还可能影响患者的面部发育以及智力体格发育等。CT 上显示黏膜增厚的程度曾被认为是评价疾病严重程度的一个

良好指标。然而，症状严重性评分与 CT 表现评分之间的联系只是适度的。临床医师对于在 CBCT 影像上出现上颌窦异常的唇腭裂患者，应结合患者的主观症状及临床检查判断是否需要做进一步治疗。

（2）窦腔积液：在 CBCT 扫描图像上可见上颌窦昏暗，有液平面存在，伴随气泡形成（图 9-1-4～图 9-1-6），是由于体位的不断改变使得积液与空气混合而形成的特殊气液混合征象。窦腔积液一般源于急性化脓性上颌窦炎或慢性上颌窦炎急性发作，窦内可出现液平面；此外，创伤或其他原因出血也可导致上颌窦腔积液。

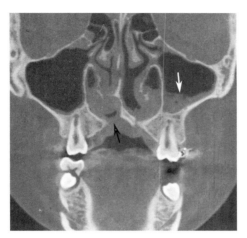

图 9-1-4　腭裂伴左侧上颌窦积液
CBCT 冠状位图像示腭裂患者左侧上颌窦内积液，液平面下方可见气泡影，液体体积小于上颌窦体积的1/3（白色箭头），黑色箭头示其腭裂情况

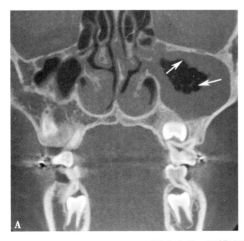
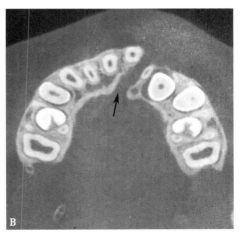

图 9-1-5　牙槽突裂伴左上颌窦积液
A. CBCT 冠状位图像示左上颌窦气液混合征象伴上颌窦上壁黏膜增厚（白色箭头）
B. CBCT 水平位图像示其牙槽突裂（黑色箭头）

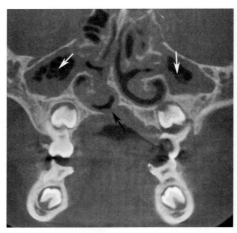

图 9-1-6 腭裂伴双侧上颌窦积液

CBCT 冠状位图像示腭裂患者双侧上颌窦积液伴窦壁
黏膜增厚（白色箭头），黑色箭头示腭裂裂隙

（3）窦腔昏暗：指整个上颌窦腔密度均匀增高（图 9-1-7，图 9-1-8）。窦腔昏暗是严重积液或大面积息肉等占满整个上颌窦腔所致。此时应注意观察骨质有无改变，要与占位性病变鉴别。上颌窦严重积液可能会导致牙槽突裂植骨术后术区感染，导致植骨失败，故临床医师在观察 CBCT 图像时除关注牙槽突裂、腭裂等兴趣区外，应增加对邻近解剖结构的观察，做好充分的术前准备。

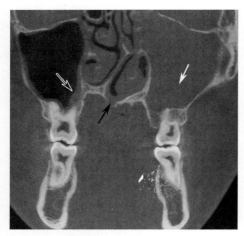

图 9-1-7 腭裂伴左上颌窦昏暗、右上颌窦黏膜增厚

CBCT 冠状位图像示腭裂患者左侧上颌窦昏暗（白色箭头），右侧上颌窦黏膜均匀增厚（空心箭头），黑色箭头示其腭裂裂隙

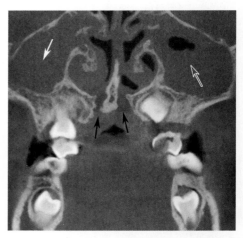

图 9-1-8 腭裂伴右上颌窦昏暗、左上颌窦积液

CBCT 冠状位图像示腭裂患者右侧上颌窦昏暗（白色箭头），左侧上颌窦积液伴窦壁黏膜增厚（空心箭头），黑色箭头示腭裂情况

（4）黏膜下囊肿：CBCT 密度分辨率较低，无法对上颌窦内的黏液囊肿、黏膜下囊肿以及息肉等病变作出具体的区分。因此在上颌窦内观察到附着于上颌窦壁的半球形、边缘光

滑、密度均匀的中等密度影，统称为上颌窦黏膜下囊肿（图 9-1-9）。从病理学分类来看，上颌窦内囊肿大致有两种类型，黏液囊肿和黏膜下囊肿。黏液囊肿虽为常见的鼻窦囊肿，但其通常发生于筛窦，很少见于上颌窦，且此型囊肿形成较慢，需数年之久，此病多见于中青年人群，10 岁以下儿童少见。上颌窦内发现的囊肿样病变，尤其是儿童及青少年人群，通常为黏膜下囊肿。黏膜下囊肿根据其形成机制不同可分为黏液腺（潴留）囊肿和浆液囊肿两类，这类囊肿通常体积较小，不会导致窦骨壁吸收、破坏，亦不会扩大窦腔，CBCT 扫描显示上颌窦内有圆形或半圆形、边缘光滑的软组织影像。此外，囊肿内容物还有可能为脓液或者血液，但因 CBCT 密度分辨率较低，对不同类型的囊肿无法做出具体的区分，本书将其统归为上颌窦黏膜下囊肿。

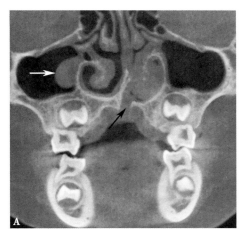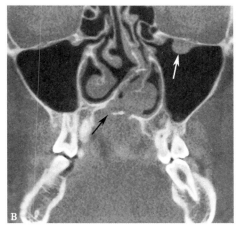

图 9-1-9　腭裂伴上颌窦黏膜下囊肿

A. 腭裂（黑色箭头）患者右上颌窦内侧壁上可见一表面光滑的半球状影（白色箭头）　B. 腭裂（黑色箭头）患者左侧上颌窦上壁见一半球状影，表面光滑（白色箭头）

（5）上颌窦钙化：CBCT 扫描图像见上颌窦腔内附着在上颌窦壁附近的团块状高密度影像为上颌窦钙化，也称上颌窦石（antrolith）（图 9-1-10）。

上颌窦钙化可能是由于患者感染了真菌性上颌窦炎而形成，一般为单侧上颌窦发病，且多见于成年女性，真菌球（fungus balls）释放的铁载体把窦腔黏膜表面的乳铁蛋白中的铁离子聚集起来，在 CT 图像上可见单个上颌窦内出现钙化团块，黏膜形态基本正常。也有人认为上颌窦内钙化的发生可能是由于进入上颌窦内的外源性异物，如折断的牙根尖、小骨片、软组织碎块、血凝块等等表面钙盐沉积而形成的钙化团块。

上颌窦钙化（上颌窦石）要与上颌窦分隔相鉴别。上颌窦分隔为直接由上颌窦壁突入窦腔内的尖锐骨质隆起（图 9-1-11）。唇腭裂患者上颌窦钙化多发生于单侧上颌窦内，在 12 岁以上的唇腭裂患者中多见，且女性多发。

唇腭裂患者在进行相应手术后，封闭了口鼻腔交通，上颌窦症状也会有所改善，上颌窦在术前术后所拍摄 CBCT 图像上异常影像会出现变化（图 9-1-12）。

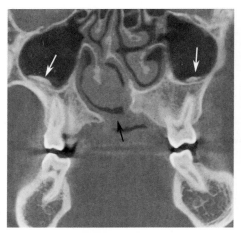

图 9-1-10　腭裂伴上颌窦钙化
CBCT 冠状位图像示腭裂患者双侧上颌窦钙化（白色
箭头），黑色箭头示腭裂情况

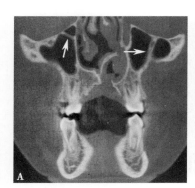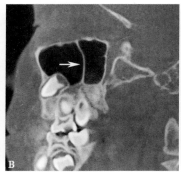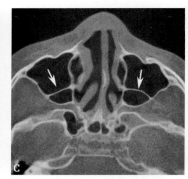

图 9-1-11　CBCT 示上颌窦骨性分隔（白色箭头）
A. 冠状位　B. 矢状位　C. 水平位

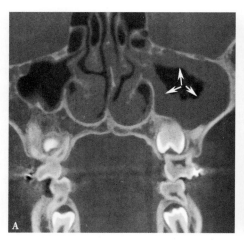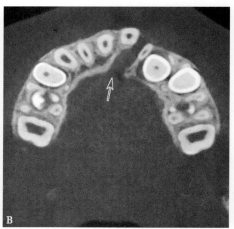

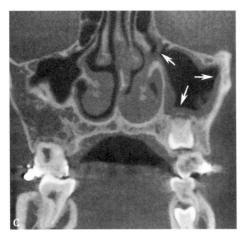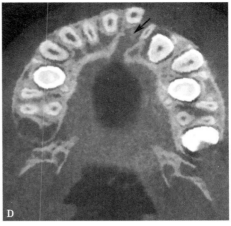

图 9-1-12　上颌窦异常影像改变

A. CBCT 冠状位图像示牙槽突裂患者植骨术前左上颌窦积液伴窦壁黏膜增厚（白色箭头）
B. 该患者 CBCT 水平位示其牙槽突裂（空心箭头）　C. 冠状位图像示该患者植骨术后七天，左侧上颌窦积液明显减少，窦壁黏膜厚度减小（白色箭头）　D. 水平位示其牙槽突裂植骨术后，可见植入骨质呈中高密度絮状（黑色箭头）

第二节　唇腭裂患者鼻中隔及鼻甲的评价

随着人们对美观的要求日益增加，唇腭裂鼻整形手术受到广泛重视，相对而言，鼻的通气功能却鲜受关注，主要原因可能是腭裂患者就诊时多年幼，鼻部状况常常因无临床主诉而被医师忽略。鼻中隔及鼻甲对于调节气流起着至关重要的作用，儿童处于生长发育阶段，鼻部结构变化可导致通气障碍。因此，在修复腭裂的同时，加强对鼻中隔、鼻甲等鼻部软硬组织状况的关注非常必要。

一、鼻中隔的 CBCT 影像评价

鼻中隔（nasal septum）是把鼻腔分成左右两部分的组织，由筛骨垂直板、犁骨和鼻中隔软骨共同构成，衬以黏膜和皮肤（图 9-2-1，图 9-2-2）。

成人的鼻中隔大部分由骨板构成，其周围的骨部已比较稳定，但鼻中隔的成骨中心仍有生长潜能，四周无扩展余地，故易引起鼻中隔各骨之间或与软骨之间的偏曲或突起。鼻中隔偏曲（deviation of nasal septum）指鼻中隔偏向一侧或两侧，或局部有突起，引起鼻腔、鼻窦生理功能障碍并产生症状（如鼻塞、鼻出血、头痛等），《鼻科学》指出正常人群的鼻中隔偶尔也出现轻度偏曲，一般向左偏者较多。

1. **唇腭裂患者鼻中隔异常影像学表现**　唇腭裂患者常伴有鼻畸形，鼻部软硬组织的解剖异常可引起鼻中隔偏曲。相对于个别正常人的轻度鼻中隔偏曲，唇腭裂患者表现出更严重的鼻中隔偏曲，而且不同腭裂类型的患者鼻中隔偏曲程度有差异，完全性腭裂患者鼻中

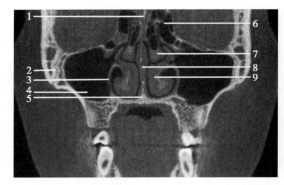

图 9-2-1　正常人经上颌窦裂孔面冠状位 CBCT 影像

1. 筛骨垂直板（perpendicular plate of ethmoid bone）　2. 颧颌缝（zygomaticomaxillary suture）
3. 上颌窦内壁（inner wall of maxillary sinus）　4. 右侧上颌窦（right maxillary sinus）
5. 犁骨（vomer）　6. 筛窦（ethmoid sinus）　7. 中鼻甲（middle turbinate）
8. 鼻中隔（nasal septum）　9. 下鼻甲（inferior turbinate）

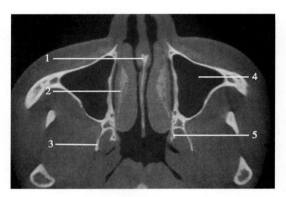

图 9-2-2　正常人经下鼻甲水平位 CBCT 影像

1. 鼻中隔（nasal septum）　2. 右侧下鼻甲（right inferior turbinate）
3. 翼外板（lateral pterygoid plate）　4. 上颌窦（maxillary sinus）
5. 翼内板（medial pterygoid plate）

隔的偏曲角度和相对偏曲度均较不完全性腭裂患者更为严重，单侧完全性腭裂患者的腭裂侧与鼻中隔偏曲方向常常相同（图 9-2-3）。

2. 唇腭裂患者鼻中隔偏曲影像学分类　在唇腭裂患者中，四川大学华西口腔医院以鼻中隔偏曲侧中鼻甲及下鼻甲为界，将鼻中隔偏曲的位置分为高位偏曲、中位偏曲和低位偏曲（图 9-2-4）。

高位偏曲：鼻中隔偏曲最凸点位于中鼻甲所在水平；

中位偏曲：鼻中隔偏曲最凸点位于中鼻甲与下鼻甲所在水平之间；

低位偏曲：鼻中隔偏曲最凸点位于下鼻甲所在水平。

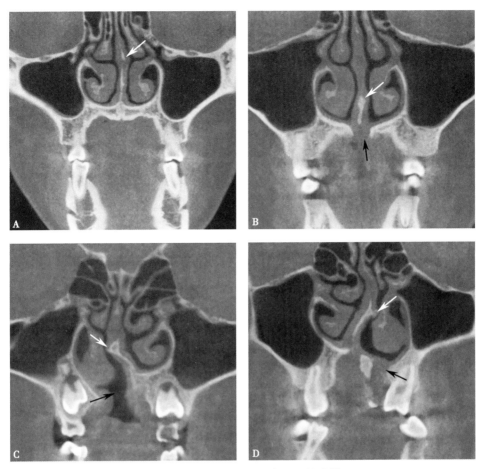

图 9-2-3　不同类型患者的鼻中隔偏曲情况
A．正常人鼻中隔轻微偏曲（白色箭头）　B．不完全性腭裂（黑色箭头）鼻中隔偏曲较轻微
（白色箭头）　C．右侧完全性腭裂（黑色箭头）鼻中隔向右偏曲（白色箭头）　D．左侧完全性
腭裂（黑色箭头）鼻中隔向左偏曲（白色箭头）

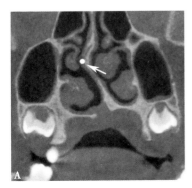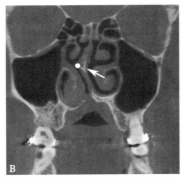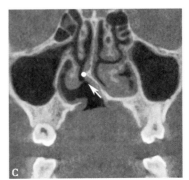

图 9-2-4　鼻中隔偏曲的不同分类
A．高位偏曲（白色箭头）　B．中位偏曲（白色箭头）　C．低位偏曲（白色箭头）

二、鼻甲的 CBCT 影像评价

鼻甲（turbinate）是鼻腔外侧壁的骨性解剖结构，有上、中、下三对鼻甲，每个鼻甲下方分别叫上、中、下鼻道。上鼻甲和中鼻甲是筛骨内侧壁的组成部分。下鼻甲为一单独呈水平卷曲的薄骨，附着于上颌骨内侧壁和腭骨垂直板。鼻甲黏膜结缔组织增生，严重时鼻甲骨膜、骨质也发生增生，导致鼻腔阻塞，称为鼻甲肥大（turbinate hypertrophy）。中鼻甲以下区域的鼻腔接受 50% 以上的气流，下鼻甲作为该区的最主要结构，通过控制血管容量和纤维组织增生变化体积，来调节鼻腔气流的强弱，因此对鼻腔通气起到"阀门"作用。同时，下鼻甲还具有调整经鼻吸入空气的温度与湿度，以及过滤清洁空气等重要生理功能。除了鼻部炎症性疾病会造成下鼻甲肥大外，鼻腔解剖结构的异常也会导致下鼻甲肥大（图 9-2-5）。

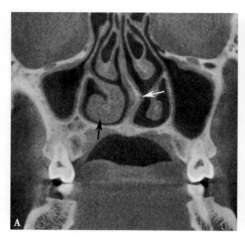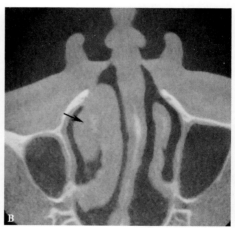

图 9-2-5　鼻中隔偏曲导致下鼻甲肥大

A. CBCT 冠状位图像示鼻中隔向左侧偏曲（白色箭头），导致右侧鼻甲代偿性肥大（黑色箭头）
B. CBCT 水平位图像示右侧下鼻甲肥大（黑色箭头）

唇腭裂患者往往会伴有不同程度的鼻中隔偏曲，这种偏曲会导致两侧鼻甲不对称。若鼻中隔向一侧偏曲时，则对侧鼻腔空间增大，由于长时间的生理性填补增大的空间，造成黏膜肥厚和鼻甲代偿性肥大；若偏曲角度过大至与鼻甲接触，则偏曲侧鼻甲会因为受到刺激造成肥大（图 9-2-6，图 9-2-7）。肥大的鼻甲会限制鼻气流，导致鼻通道的阻塞，造成通气困难，可能引发强迫性口呼吸、复发性鼻窦问题、低鼻音共鸣、打鼾和睡眠呼吸暂停的其他症状以及牙列咬合问题等。

鼻前庭、鼻中隔和鼻甲是与气道问题相关的主要解剖结构。下鼻甲与鼻中隔之间最狭窄处对通气阻力的大小起决定性作用，在唇腭裂患者中，鼻中隔与鼻甲的畸形会限制鼻气流导致口呼吸，因此，在对唇腭裂患者进行裂隙修复、语音矫治的同时，应对患者鼻腔通气方面的情况加强重视。

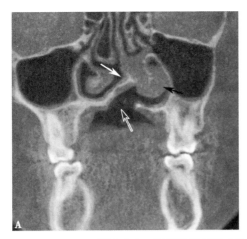
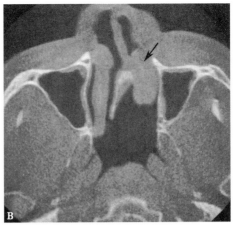

图 9-2-6 唇腭裂患者鼻中隔偏曲方向与鼻甲肥大的关系

A．CBCT 冠状位图像示腭裂患者鼻中隔向左侧偏曲（白色箭头）刺激性下鼻甲肥大（黑色箭头），空心箭头示腭裂裂隙 B．该患者水平位图像示左侧下鼻甲肥大（黑色箭头），占据大部分鼻通气道

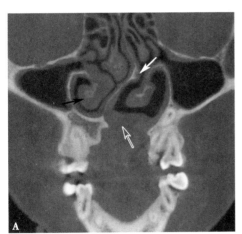
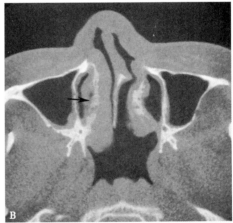

图 9-2-7 唇腭裂患者鼻中隔偏曲方向与鼻甲肥大的关系

A．CBCT 冠状位图像示腭裂患者鼻中隔向左侧偏曲（白色箭头），对侧代偿性下鼻甲肥大（黑色箭头），空心箭头示腭裂裂隙 B．该患者水平位图像示右侧下鼻甲肥大（黑色箭头）

第十章

唇腭裂患者的正畸治疗与影像学评价

唇腭裂是口腔颌面部较为常见的一种先天发育畸形，常伴发口颌系统的畸形、语音障碍、心理障碍等多方面问题，因此其治疗需多学科的参与，即唇腭裂序列治疗（interdisciplinary approach）。来自口腔颌面外科、口腔正畸科、牙体牙髓科、牙周科、口腔修复科、耳鼻喉科、语音病理学、遗传学、护理学、心理学等学科的专家组成唇腭裂序列治疗小组，从婴儿出生开始，有计划地在最恰当的时机对患儿的畸形和障碍进行治疗，相互配合，协同合作，直至序列治疗结束。

唇腭裂患者往往伴发不同程度的错𬌗畸形，正畸治疗（orthodontic treatment）在序列治疗中显得尤为重要，并贯穿整个治疗程序始终。唇腭裂患者的正畸治疗主要包括唇腭裂修复术前的婴幼儿矫形（presurgical infant orthopedics）和唇腭裂修复术后的正畸治疗两大部分。

第一节　唇腭裂修复术前婴幼儿矫形

唇腭裂患者常伴有严重的鼻唇部畸形，牙弓形态异常，为唇腭裂修复术带来了很大的难度。因此，在唇腭裂修复术前，尤其对于单侧或双侧严重的完全性唇腭裂伴有鼻畸形的患者，有必要先行正畸治疗，以改善牙弓形态，减轻鼻唇部畸形，为唇腭裂修复术创造有利的软硬组织条件。同时，术前矫治可减轻术后继发畸形的程度，甚至可降低二期修复术的必要。新生儿的鼻软骨具有高度的柔韧性，术前矫形可极大利用新生儿的生长发育潜力和特点。一般术前矫形于新生儿出生后 0～3 个月进行，在出生一周内即可开始，至唇腭裂修复术前可一直佩戴矫治器。

一、唇腭裂术前矫治器

唇腭裂术前矫治器（presurgical infant orthopedic appliance，PSIO）可分为主动式矫治器（active appliance）和被动式矫治器（passive appliance）两大类。主动式矫治器在口内固定，通过弹力带、螺钉或基板等提供牵引力，如：Latham 矫治器。被动式矫治器通过口外施力以维持两块上颌骨段之间的距离，以鼻 - 牙槽突矫治器（nasoalveolar molding，NAM）为代表。术前矫治器主要用于促进上颌的生长发育并恢复正常的牙弓形态，减小唇部裂隙、改善鼻部对称性并促进正常语音发育。

近半个世纪以来，唇腭裂术前矫治器已有各式各样的设计并不断被改良，矫治技术日益完善。其中，Grayson 等设计的鼻 - 牙槽突术前矫治器应用较为广泛，成为唇腭裂术前矫治器的典型代表。鼻 - 牙槽突术前矫治器利用新生儿软骨的高度柔韧性，在制作并佩戴传统腭护板的基础上，当前颌骨后退到理想位置，有研究认为当牙槽突裂隙减小至约 4mm 时，于牙槽突复位托板上增加鼻撑来矫治鼻软骨畸形。与传统矫治器相比，鼻 - 牙槽突矫治器通过重塑鼻软骨改善鼻尖和鼻翼的对称性，延长鼻小柱，以获得更好的美观效果，更可最小化手术创口和瘢痕组织的形成，降低二期牙槽突裂植骨术的必要。Santiago 等的研究表明，佩戴唇腭裂术前矫治器，配合龈骨膜成形术（gingivoperiosteoplasty，GPP），60% 的患者可避免二期牙槽突裂植骨。

二、矫形效果评价

唇腭裂术前矫治器一般在患者初次就诊后 1 周内佩戴，以后每周更换调整，在唇腭裂修复术前结束矫治过程。矫治过程中，应密切观察患者上颌的生长发育情况、鼻唇部外观。可从多个方面来评估矫形效果，以明确是否达到了预期临床目标、是否具有实施龈骨膜成形术的指征等。对矫形效果的评估主要集中在以下几个方面：母亲的满意度、婴幼儿的喂养、语音功能、颌面部发育、上颌牙弓的发育、咬合的建立、鼻部对称性和鼻部外观等。

临床医师常通过临床检查，拍摄口内外照片，制取研究模型，行纤维鼻咽镜检查，拍摄咬合片、根尖片、数字化 X 线头影测量片、CBCT 和螺旋 CT 等来记录并分析患者软硬组织情况，评估腭咽闭合水平，并对后续治疗方案作出相应调整（图 10-1-1）。因婴幼儿难于配合实施影像学检查，故缺乏影像学资料。一般 X 线头影测量片和 CBCT 等影像学评价方法多用于长期随访研究中评估术前矫形治疗对唇腭裂患者生长发育的影响。头影测量正位片、侧位片、发音侧位片可通过在二维平面上评估颌骨在矢状向、水平向、垂直向上的发育情

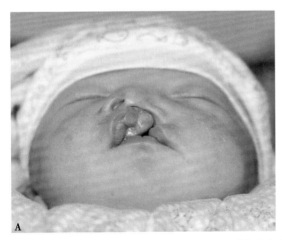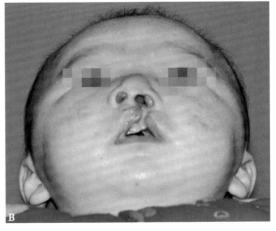

图 10-1-1 单侧唇腭裂患者行鼻 - 牙槽突矫治器矫治前后面像

A. 矫治前，患者鼻部塌陷，鼻小柱偏斜，唇部裂隙大、前唇 - 侧唇落差大 B. 行鼻 - 牙槽突矫治器矫治约 3 月后，鼻部对称性明显改善，鼻小柱延长，唇部裂隙缩小

况、上下牙列咬合、发音时软腭上抬等情况来综合评估唇腭裂患者软硬组织的形态和功能。CBCT 因其对骨的良好显示，且可提供三维影像，因此在评价上颌骨性发育、观察上颌骨段移动等方面具有不可替代的优势。

唇腭裂术前矫形治疗不同于普通的矫形治疗，正畸医师必须与唇腭裂医师密切配合，在婴儿出生后即参与诊治，根据唇腭裂手术要求在术前通过各种矫形手段将上颌骨局部复位，缩小裂隙，改善面部外观并引导上颌生长发育，这对于降低唇腭裂修复术的难度、提升修复效果、使患者早期获得正常牙弓具有重要意义。

第二节　唇腭裂修复术后正畸治疗

唇腭裂患者在行一期唇腭裂修复术后，随着颌面部及牙殆的生长发育，患者常伴有不同程度的错殆畸形等问题，因此术后正畸治疗成为唇腭裂序列治疗中不可或缺的一部分。不同发育时期的患者其正畸治疗各有特点。

一、乳牙列期

此时患儿处于生长发育期，重点应定期观察患儿颌骨的生长发育状态、牙弓的情况，同时注意预防龋齿及进行口腔卫生宣教。唇腭裂患者由于上颌骨发育受限，下颌功能性移位，容易出现前牙或后牙反殆，可采取活动性矫治方法进行早期矫治。此期患儿多以观察为主，少数需进行简单的活动性矫治，因此，如有必要，一般三岁以后配合度较好的患儿可以拍摄全景片或根尖片了解其牙列状况，若患儿无法配合影像医师实施检查则不必强行拍摄。

二、混合牙列期

此期患者生长发育迅速，而唇腭裂手术对颌面部生长发育的抑制作用也逐渐显现出来，伴有牙槽突裂的患者常于此期行牙槽突裂植骨术。颌骨的发育，牙弓的大小、形态，恒牙殆的建立等受到多方面因素的影响，使得后续治疗增加了更多不确定性，因而及时、恰当的正畸治疗显得十分重要。

1. **唇腭裂患者的错殆畸形特点**　与非唇腭裂患者相比，唇腭裂患者由于自身生长潜力有限、医源性操作干扰等因素的影响，其错殆畸形具有一定特点。

（1）牙的异常：唇腭裂患者的牙齿在数量、形态和位置等方面可出现异常。常见的有上颌牙列拥挤、上颌侧切牙发育不全或缺失、尖牙萌出异常、上颌第二前磨牙异位萌出、多生牙等。有学者统计了唇腭裂患者上颌牙列 15 类牙齿异常的发生率，结果显示高达 96.7% 的唇腭裂患者上颌牙列有至少一种类型的牙齿异常，其中裂隙侧的侧切牙缺失最常见。另有学者的研究表明，单侧完全性唇腭裂患者缺隙侧上颌恒侧切牙先天缺失率达 49.8%，其形态异常最常见的情况为锥形牙，其比例高达 92.2%。上颌第二前磨牙异常者多于腭侧萌出，严重者可位于牙弓外。邻近牙槽骨缺隙处的牙齿有向缺隙处倾斜的趋势。有时可见上颌中切牙扭转、移位，牙冠朝向远中、牙根朝向近中；上颌尖牙可能过度近中倾斜，牙冠朝向缺隙处，常导致同侧牙列安氏Ⅱ类错𬌗，甚至在上颌狭窄表现为骨性Ⅲ类错𬌗的患者也可见到。单侧完全性唇腭裂患者的上颌中线常偏向缺隙侧（图 10-2-1～图 10-2-3）。

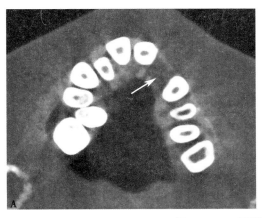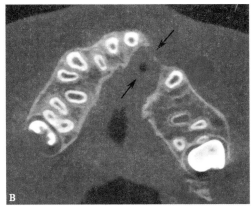

图 10-2-1　唇腭裂患者牙的异常
患者，女，9 岁，左侧完全性唇腭裂伴牙槽突裂
左侧上颌侧切牙缺失（白色箭头），左侧上颌前牙区完全性牙槽突裂（黑色箭头）

（2）骨的异常：有牙槽突裂的唇腭裂患者一期修复术后，软组织形态得到恢复，但腭部、牙槽突黏膜下仍有骨缺损（图 10-2-4），牙槽骨的不完整可能限制牙齿的移动，造成牙根暴露、吸收，甚至有黏膜裂开或穿孔的危险。牙槽突裂常位于上颌侧切牙区，患者多伴有侧切牙的缺失或畸形，若侧切牙存在也多与缺隙区域关系密切，因此正畸治疗往往只纠正上颌中切牙的扭转和上颌尖牙的过度倾斜。通过牙槽突裂植骨术可重建牙槽嵴解剖结构，恢复上颌牙弓的完整性，为牙齿移动或种植修复提供空间。

唇腭裂患者常有上颌发育不足的问题，其错𬌗畸形多为骨性。唇裂修复术后瘢痕和唇部过大的张力可能限制上颌前部发育，早期腭裂修补也可能限制上颌矢状向的生长，导致上颌发育不足，患者常表现为安氏Ⅲ类错𬌗、前牙反𬌗（图 10-2-5）。有研究发现，患者出生时裂隙越大，混合牙列期上颌向前生长越少。双侧完全性唇腭裂患者与单侧完全性唇腭裂患者情况类似，具有上述唇腭裂患者的典型表现；而单纯唇裂伴牙槽突裂患者以及单纯腭裂患者，修复术后上颌前后向发育无明显不足。

完全性唇腭裂患者腭中缝缺失可能引起上颌牙弓的横向发育不足，而早期腭裂修补术可能加重上述问题。此类患者可出现后牙反𬌗，在恒牙列期，可能因为下颌需要代偿上颌的缩窄，致使下颌前磨牙过度舌倾。

2. 错𬌗畸形的检查诊断　正畸治疗前应进行详细的临床检查，采集患者的面像、口内像，对上下颌牙取模并制作石膏模型，拍摄口内外 X 线片，必要时拍摄 CBCT、螺旋 CT 等，收集足够的资料用以进行面部分析和头影测量分析，制定详细的正畸计划，以期获得满意、可控的治疗效果。

（1）面部分析：唇腭裂患者的面部形态常具有一定的特征性，部分患者唇部可见手术瘢痕。单侧完全性唇腭裂患者上颌常见矢状向上的发育不足，表现为上颌后缩，突度不足；下

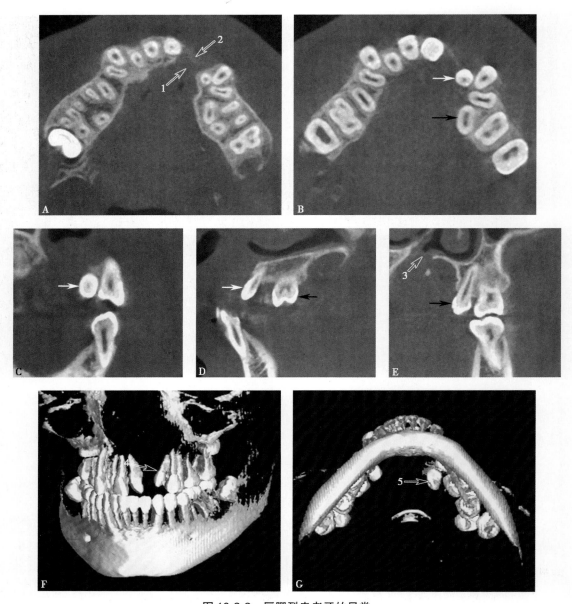

图 10-2-2　唇腭裂患者牙的异常

患者，男，19 岁，左侧完全性唇腭裂伴牙槽突裂

左侧上前牙区完全性牙槽突裂（空心箭头 1、2）、腭部骨质缺损（空心箭头 3），可见呈锥形的左侧上颌侧切牙（白色箭头、空心箭头 4）及腭侧异位萌出的左侧上颌第二前磨牙（黑色箭头、空心箭头 5）

A、B. CBCT 水平面　　C、E. 冠状面　　D. 矢状面　　F、G. 三维重建图像

颌正常或短小，常为垂直生长型。双侧完全性唇腭裂患者，儿童期因前颌骨前突可为凸面型，而因上颌发育不足，青春期及成人期则可表现为凹面型；下颌与单侧完全性唇腭裂患者类似，高角生长趋势明显。不完全性唇腭裂患者面中 1/3 无矢状向发育不足。单纯唇裂和单纯唇裂伴牙槽突裂的患者，其生长发育受限不明显，面型与无裂隙者类似。

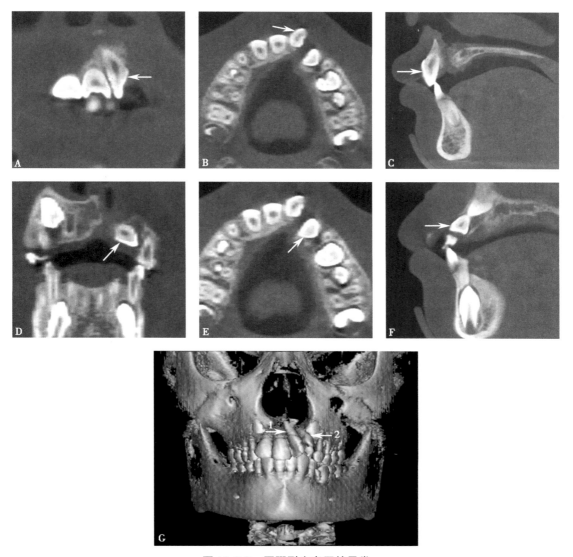

图 10-2-3　唇腭裂患者牙的异常

患者，男，8 岁，左侧完全性唇腭裂伴牙槽突裂

CBCT 冠状面（A）、水平面（B）、矢状面（C）图像示扭转的中切牙（白色箭头），牙冠向远中倾斜，紧邻牙槽突裂隙，其腭侧可见骨质缺损　CBCT 冠状面（D）、水平面（E）、矢状面（F）图像示发育异常的侧切牙（白色箭头），紧邻牙槽突裂隙　CBCT 三维重建图像（G）示扭转、移位的中切牙（白色箭头 1）和侧切牙（白色箭头 2）

（2）模型分析：模型分析是正畸诊断的重要内容。在石膏模型上可从矢状向、水平向和垂直向三维角度来评估上下颌间关系和牙齿异位、牙列拥挤等颌内异常，并对拥挤度、牙弓形态、牙槽弓及基骨弓进行测量分析。因唇腭裂患者的特殊性，为尽可能准确地评估其错𬌗畸形的情况及预判正畸治疗的效果，临床上有很多针对唇腭裂患者错𬌗畸形的评价系统，如：GOSLON（Great Ormond Street，London and Oslo）Yardstick 评价系统、Five-Year-Old 评

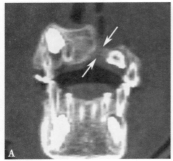
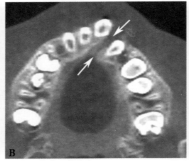
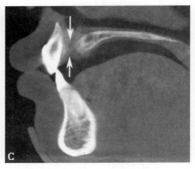

图 10-2-4　单侧唇腭裂患者唇腭裂修复术后遗留牙槽突裂

患者，男，8 岁，左侧完全性唇腭裂伴牙槽突裂

CBCT 冠状面（A）、水平面（B）、矢状面（C）图像示左侧上颌前牙区完全性牙槽突裂（白色箭头），口 - 鼻腔贯通

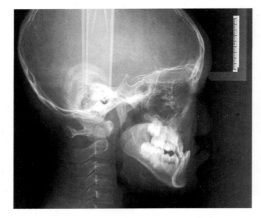

图 10-2-5　唇腭裂修复术后上颌发育不足

患者，男，12 岁，右侧完全性唇腭裂伴牙槽突裂

数字化头影测量侧位片可见患者唇腭裂修复术后上颌

矢状向发育不足，前牙反𬌗

价系统、Bauru-Bilateral Cleft Lip and Palate Yardstick 评价系统、HB（Huddart-Bodenham）评价系统、MHB（Modified Huddart-Bodenham）评价系统、EUROCRAN Yardstick 评价系统、和 GOAL Yardstick 评价系统等。其中，以 Mars 等人于 1987 年提出的评价单侧完全性唇腭裂患者上下颌牙弓关系的 GOLSON Yardstick 评价系统使用最久，应用最广，而 MHB 评价系统则依据 WHO（World Health Organization）原则实施效果最好。

（3）影像学检查分析

1）头影测量分析：单侧完全性唇腭裂患者修复术后，上颌矢状向发育极度不足，SNA 角（混牙列期正常均值为 82.3°，恒牙列期正常均值为 82.8°）明显减小（图 10-2-6）。其下颌为垂直生长型，下颌平面（mandibular plane，MP）向后下旋转，下颌角（gonial angle）开大，下颌体较无裂隙者短。双侧完全性唇腭裂患者上颌前份发育受限更为明显，有研究结果示 SNA

角减小可达 10°；由于最初前颌骨前突，其 ANB 角减小程度比单侧唇腭裂患者小。而下颌生长情况与单侧唇腭裂患者类似。单纯性腭裂的患者颅面短小，上下颌骨后缩，表现为垂直生长型。唇裂患者的颌骨发育状况与无裂隙者类似。头影测量部分详见第八章。

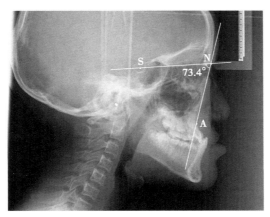

图 10-2-6　唇腭裂修复术后上颌矢状向发育不足
患者，女，10 岁，左侧完全性唇腭裂伴牙槽突裂
数字化头影测量侧位片可见唇腭裂修复术后上颌发育
不足，前牙反𬌗，SNA 角减小至 73.4°，下颌角开大

　　2）口内片、全景片与 CBCT 分析：咬合片、根尖片等口内片可用于评估裂隙宽度和程度，追踪牙槽突裂植骨术后效果，为正畸治疗评估骨质情况提供一定信息。全景片主要用于全面评估牙列及上下颌骨情况（图 10-2-7）。因唇腭裂患者的畸形复杂，患者伴有软组织和骨组织的缺损，手术后患者多有手术瘢痕，面部生长发育异常常导致骨性错𬌗畸形，需要使用三维图像来评估牙齿发育情况和骨质结构。从 CBCT 上可判断牙齿萌出情况，评估骨

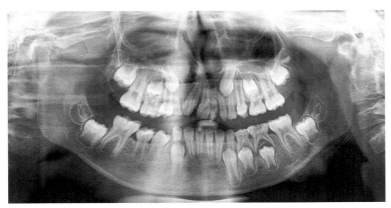

图 10-2-7　唇腭裂患者正畸前影像学检查
患者，女，8 岁，双侧完全性唇腭裂伴牙槽突裂
数字化全景片示混牙列期，双侧上前牙区牙槽骨缺损，双侧上颌中切牙扭
转移位、上颌侧切牙缺失，左侧上颌乳中切牙、乳侧切牙滞留

性缺隙大小和邻近的牙列情况,如多生牙、缺失牙、牙齿大小和形态异常等。对于行牙槽突裂植骨术的患者,CBCT 可对其进行详细而准确地植骨术前评估、术后效果评价及长效追踪对比,为该类患者的正畸治疗提供了丰富的信息。关于牙槽突裂植骨术的影像学评价详见第六章。

3. 正畸治疗与牙槽突裂植骨　唇腭裂患者常伴有牙槽突裂,导致尖牙及侧切牙萌出障碍甚至缺失,若裂隙较宽,一期手术时未同时行龈骨膜成形术,则混牙列期需行二期牙槽突裂植骨术。牙槽突裂植骨可关闭口鼻瘘,恢复牙槽骨的连续性,维持上颌牙弓的稳定,为正畸治疗中牙齿移动提供空间;恢复美观,支持和提升鼻翼基底;并可为成年后种植修复缺失牙做准备。有学者认为,在恒牙萌出以前植骨对未萌的牙于植骨区萌出也具有积极意义。

(1)牙槽突裂植骨术前正畸治疗:牙槽突裂植骨术前正畸治疗一般开始于混牙列中后期,旨在纠正上颌牙槽骨水平向发育不足及后牙反𬌗,为牙槽突裂植骨术准备上颌牙弓,去除对手术的干扰。

唇腭裂术后上颌牙弓狭窄普遍存在,上颌牙槽骨塌陷,造成单侧或双侧后牙反𬌗,此水平向的发育不足需上颌扩弓治疗(maxillary expansion)以重建功能性咬合。牙槽突裂植骨术一般于尖牙萌出前进行,此时上颌尖牙牙根已发育 1/2～2/3,扩弓治疗大概于此时期进行。常用四眼扩弓簧(quadri-helix)、Hyrax 扩弓和 Hass 扩弓装置等来进行上颌扩弓,扩弓后一般保持至植骨术后以减少复发。目前对于牙槽突裂植骨术前还是术后行扩弓治疗尚有争议。术前行扩弓治疗可以改善上颌牙弓的形态,纠正后牙反𬌗,避免扩弓后反弹,在鼻底黏膜修补术时可以提供更佳的手术入路。但由于扩弓治疗也增大了需植骨的空间。而支持植骨术后再行扩弓治疗的学者则认为,与扩弓后相比,扩弓前术区缺隙更小、牙龈缺损关闭时张力更小、植入骨体积需求也相对更小。但若术前未扩弓,则可能存在鼻底黏膜修补时手术入路受限、术后上颌形态稳定在受限状态、缺隙处骨量少等问题。

对于前牙反𬌗的患者,在上颌扩弓后可用面弓来牵引上颌。牙性反𬌗,双侧唇腭裂患者表现为明显的前颌骨逆向旋转且面部外观良好者,以改良四眼扩弓簧来前推前牙,可使用带曲整平弓丝或带 Ω 曲的 4×2 固定矫治器。前牙反𬌗伴后牙反𬌗的患者,需进行扩弓治疗和前牙反𬌗矫正,前牙反𬌗比后牙反𬌗先行纠正。

根尖区骨量少,牙齿移动的空间有限,植骨术前正畸应充分考量牙齿情况。邻近缺隙的扭转牙在植骨前不应予以矫正,以防黏膜裂开或牙根暴露。腭侧萌出的多生牙在术前至少 3 个月前应予以拔除,以免植骨后腭黏膜不能完全覆盖植骨区。

牙槽突植骨术前正畸可能暴露缺隙区的口鼻瘘,为植骨术中同时关闭窦道提供机会,可减少再次行整复术的必要。术前正畸计划应同外科医师协商,并嘱咐患者进行良好的口腔保健。

(2)牙槽突裂植骨术后正畸治疗:牙槽突裂植骨术后仍有恒牙𬌗尚未稳定、牙列内存在间隙、上下颌间关系不协调等问题,需要继续进行综合的正畸治疗。术后正畸治疗开始前应对植骨区骨量进行定性和定量的评估、对牙齿发育情况进行评估。若尖牙未萌,则可继续观察;若尖牙已萌出,植骨术后约 60～90 天可开始正畸治疗。

三、恒牙列期

此时患者恒牙殆已建立，如患者因各种原因错过早期矫治的时机或者矫治效果不理想，往往会出现上颌骨发育受限进而表现为明显的错殆畸形。此期可进行常规的固定正畸治疗，原则上与非唇腭裂患者的正畸治疗无明显差别，但因为唇腭裂患者的特殊性，经过多次手术后的瘢痕挛缩、牙槽突裂植骨术后的效果差异、骨量不足、牙量减少等问题都给正畸治疗带来了一些新的挑战，正畸医师应该认识到此期的正畸治疗有其特殊性和一定的局限性。无或轻微面中份发育不足的患者，恒牙殆建立即可开始正畸；中度或重度面中份发育不足需正颌手术的患者，正畸治疗应推迟至16～17岁。

1. **正畸治疗中牙的处理** 唇腭裂患者牙齿异常的发生率非常高，正畸治疗时其异常牙齿的处理较非唇腭裂患者而言情况更加复杂，也具有更大的灵活性。唇腭裂患者最常见的牙齿异常是上颌侧切牙发育异常或缺失，对于侧切牙的处理根据患者自身情况有多种选择，往往需要结合尖牙的发育和萌出情况来制定方案。若侧切牙存在且形态良好，可以予以保留。侧切牙若缺失，牙列内留有间隙，可以前移缺隙侧后部的牙齿将其关闭，或正畸完成后进行间隙维持，待成年后行种植修复；也可将尖牙移至侧切牙的位置以维持植入骨的稳定，尖牙区的间隙则待成年后种植修复。选择关闭还是维持间隙，应考虑到尖牙发育的情况、是否可以萌出和萌出的位置、牙齿大小差异的程度、上下牙弓矢状向上的关系等。若尖牙发育不全或阻生而无法牵引至正常位置，可以考虑拔除尖牙，维持间隙。若尖牙近中萌出，牙列拥挤，安氏Ⅱ类错殆，则考虑关闭间隙。若尖牙在正常位置萌出，位于缺隙远中，安氏Ⅰ类错殆，牙量大小无明显差异，则可考虑间隙维持，日后行一般修复治疗或种植修复。若下颌牙列拥挤，需拔牙时，也应将其考虑其中。

裂隙侧和非裂隙侧的牙齿往往不对称，部分患者需要不对称拔牙。单侧裂隙的患者，上颌中线偏移情况和较大骨段的牙列拥挤程度决定了是否可以不对称拔牙。若需要不对称拔牙，可拔一颗前磨牙或非裂隙侧的侧切牙。若缺隙侧的侧切牙发育不全，为正畸后牙列的对称性和微笑美学的考量，可以选择拔除非缺隙侧的侧切牙。也有研究将下颌前磨牙拔除进行自体移植以弥补上颌牙量不足。

2. **正畸-正颌联合治疗** 骨性Ⅲ类的患者，应根据错殆畸形的严重程度来制定正畸方案。轻度反殆，通过复杂的正畸治疗可获得良好的上下颌牙弓关系，面形可，预期效果好的病例可考虑行代偿性正畸治疗。轻度反殆，通过复杂的正畸治疗可获得良好的上下颌牙弓关系，但面形差，或者通过复杂的正畸治疗不能获得良好的上下颌牙弓关系的病例需要进行非代偿性正畸-正颌联合治疗（orthodontic treatment combined with orthognathic surgery）。需注意的是，正颌术前正畸治疗的原则与一般正畸治疗不同。应根据正颌手术的要求，于术前排齐牙列，去除牙代偿性倾斜与殆干扰，整平殆曲线，协调上下牙弓关系。正颌术前正畸治疗不仅去除了限制颌骨移动的因素，而且对于提高术后牙殆美观性和降低术后正畸的难度及缩短术后正畸的时间具有重要意义（图10-2-8～图10-2-10）。

正颌术前影像学检查可选择拍摄全景片、X线头影测量片、螺旋CT（spinal computed

tomography)、CBCT 或 MRI（magnetic resonance imaging）等，为手术设计提供足够的关于颌面部软组织、骨组织和牙列的细节信息。运用第三方软件，对三维影像进行重建，结合3D 摄影与表面扫描（three dimensional photography modalities and surface scanning）、3D 打印技术（three dimensional printing）、CAD/CAM（computer-aided design and computer-aided manufacture）等新技术，可进行电脑模拟手术（virtual surgical simulation）及设计制作殆板等，术中配合手术导航系统（navigation system），大大提高了手术的精确性和手术效果的可预测性。这些新技术、新思维的运用已成为数字化外科（digital surgery）的重要组成部分和发展方向。

上颌极度发育不足、后缩的患者可以考虑应用牵张成骨（distraction osteogenesis，DO）技术来增加上颌骨量，前牵引上颌骨。配合 Le Fort Ⅰ型骨切开术，术后 3～5 天即可开始牵引，牵引速度约 1mm/d（每日调整两次距离，每次 0.5mm），一般 2～3 周可达到要求效果。结束后，牵引装置保留 2～3 周，以后额外夜间佩戴弹性牵引装置约 4～6 个月，以保证远期稳定性，降低复发风险。有研究显示，通过牵张成骨技术可使上牙槽座点前移约 8～15mm（图 10-2-11，图 10-2-12）。

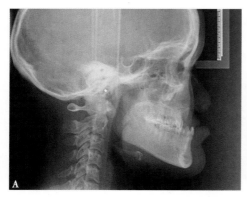
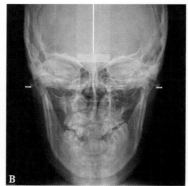
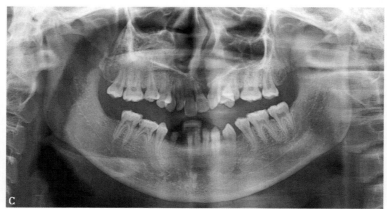

图 10-2-8   正颌术前正畸治疗前影像学检查

患者，女，18 岁，左侧完全性唇腭裂伴牙槽突裂

正颌术前正畸治疗前的数字化头影测量侧位片（A）、正位片（B）及全景片（C）可见牙列不齐，上颌骨发育不足，前牙呈反殆关系，左上颌前牙区牙槽骨缺损，邻近牙齿扭转、移位

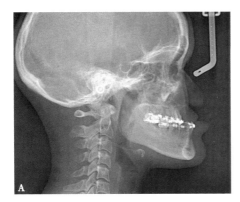
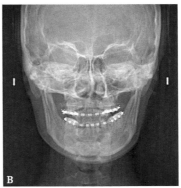
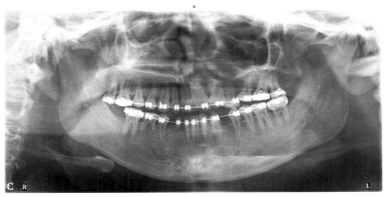

图 10-2-9　正颌术前正畸治疗后影像学检查

与图 10-2-8 同一病人正颌术前正畸治疗 3 年后的数字化头影测量侧位片（A）、正位片（B）及全景片（C）上可见牙列基本排齐，𬌗曲线变平，但是上颌发育不足、前牙反𬌗无明显改善

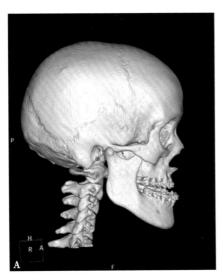
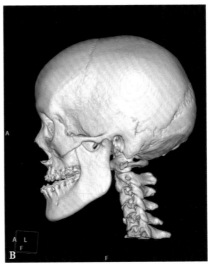

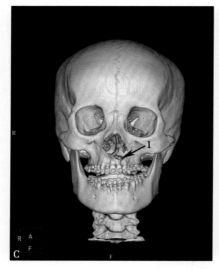
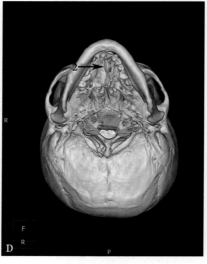

图 10-2-10   正颌术前正畸治疗后影像学检查

与图 10-2-8 同一病人正颌术前正畸治疗 3 年后的螺旋 CT 三维重建图像（A～D），可直观地观察到上颌发育不足、前牙呈反𬌗关系，左侧上颌前牙根尖区骨质缺损（黑色箭头 1），硬腭骨质缺损（黑色箭头 2）

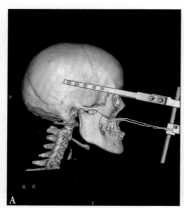
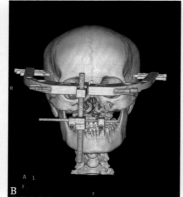
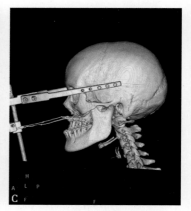

图 10-2-11   上颌骨牵张器植入术后

与图 10-2-8 同一病人上颌骨 Le Fort I 型骨切开并上颌骨牵张器植入术后螺旋 CT 三维重建图像上可见双侧上颌骨切开，双侧上颌骨及颅骨见牵张器固定

　　正颌术后应定期复诊，进行影像学检查以评估手术效果，待骨组织基本愈合、颌骨关系相对稳定时即可开始正畸治疗（图 10-2-13）。正颌术后正畸治疗完成后应佩戴保持器以维持矫治效果，并对咬合关系进行精密调整，这对保持牙𬌗系统的健康和预防颞下颌关节病变十分关键。

　　唇腭裂患者的正畸治疗是一个从婴儿出生后即开始到患者成年后仍发挥巨大作用的漫长的治疗系统，更是唇腭裂序列治疗的重要组成部分，不仅需专注正畸治疗，更要与序列治疗计划相适应，多学科协作方能使唇腭裂患者得到最合理、最理想的治疗。

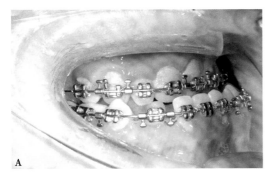
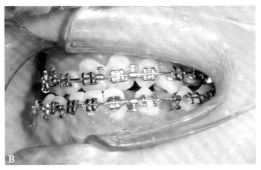
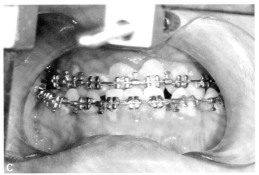

图 10-2-12 上颌骨牵张成骨治疗后
与图 10-2-8 同一病人牵张成骨治疗 3 月后验像

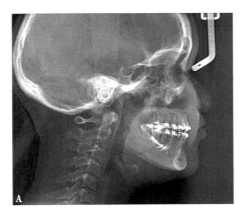
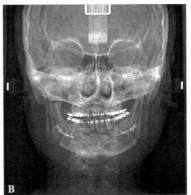
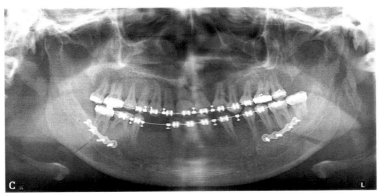

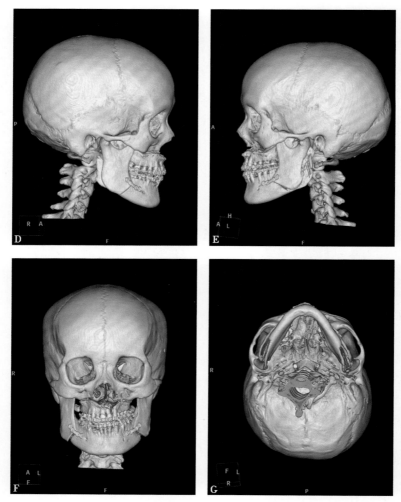

图 10-2-13　唇腭裂患者正颌术后影像学检查

与图 10-2-8 同一病人正颌术后头影测量侧位片（A）、正位片（B），全景片（C）
及螺旋 CT 三维重建图像（D～G）可见正颌术后下颌骨体后移，前牙及磨牙关
系基本恢复正常，侧貌有所改善，手术切口固位良好

参考文献

1. 李杨，尹恒. 腭裂语音评估与治疗. 北京：人民军医出版社，2015

2. 张志愿. 口腔颌面外科学. 第7版. 北京：人民卫生出版社，2012

3. 王虎，郑广宁. 口腔临床CBCT影像诊断学. 北京：人民卫生出版社，2014

4. 谢民强. 急/慢性鼻窦炎. 耳鼻喉头颈部感染性疾病. 北京：人民卫生出版社，2005

5. 吴运堂. 口腔颌面骨疾病临床影像诊断学. 北京：北京大学医学出版社，2005

6. 马莲. 唇腭裂及面裂的序列治疗. 北京：人民卫生出版社，2011

7. 卜国铉. 鼻科学. 第2版. 上海：上海科学技术出版社，2000

8. 傅民魁. 口腔正畸学. 第6版. 北京：人民卫生出版社，2012

9. 陈扬熙. 口腔正畸学：基础、技术与临床. 北京：人民卫生出版社，2012

10. 黄选兆，汪吉宝，孔维佳. 实用耳鼻咽喉头颈外科学. 北京：人民卫生出版社，2012

11. 尹恒，赵树蕃，郑广宁，等. 大龄腭裂患者治疗模式的初步研究. 华西口腔医学杂志，2010，28（3）：294-297

12. 鲁勇，胡勤刚，石冰，等. 三种评估腭咽功能方法的对比研究. 临床口腔医学杂志，2007，23（5）：297-299

13. 王皲，宗弋，胡洪英，等. 651名唇腭裂患者腭咽闭合状况数字化头影测量片分析. 临床口腔医学杂志，2013，29（4）：228-231

14. 马思维，任战平，文抑西，等. 65例腭裂术后MVPI患者构音特点及治疗策略探讨. 实用口腔医学杂志，2013，29（6）：844-847

15. 李果，王虎，巴凯，等. 正常人发音时软腭形态在数字化头影测量图像中的表现. 华西口腔医学杂志，2011，29（2）：136-138

16. 尹恒，马利，石冰，等. 主观判听在腭咽闭合功能诊断中的应用价值. 华西口腔医学杂志，2012，30（2）：197-200

17. 周巧娟，尹恒，石冰. 儿童功能性构音障碍的初步分析. 华西口腔医学杂志，2008，26（4）：391-395

18. 姜曚，王虎，王皲，等. 唇腭裂患者上颌窦状况的CBCT评价. 临床口腔医学杂志，2013，5：016

19. 王帅，王皲，姜曚，等. 腭裂患者鼻中隔偏曲的CBCT评价. 临床口腔医学杂志，2014，33（8）：505-507

20. 许庚，杨钦泰，徐睿，等. 对下鼻甲手术的评价. 耳鼻咽喉头颈外科，2003，10（4）：197-198

21. 杨超，黄宁，石冰. 完全性唇腭裂婴儿术前正畸治疗的临床研究. 华西口腔医学杂志，2011，29（4）：396-399

22. 陈振琦，钱玉芬，王国民，等，不同年龄段单纯腭裂未手术患者颌骨矢状向发育的研究. 中国口腔颌面外科杂志，2008，6（2）：99-103

23. 朱文超，石冰，郑谦，等. 腭裂整复时间对单侧完全性唇腭裂患者颅颌面形态影响的差异性研究. 华西口腔医学杂志，2012，30（1）：68-72

24. 吴军，王国民，钱玉芬，等. 牙槽突裂植骨术后的植骨效果评价. 华西口腔医学杂志，2008，26（3）：284-286

25. Gale Norman Coston. 鼻气道管理. 李扬，译. // Joseph E.Losee. Comprehensive Cleft Care. 石冰，郑谦，译. McGraw-Hill Education（Asia），2011，708-713

26. Mitchell LE. 唇腭裂的流行病学 //Losee JE, Kirschner RE. 唇腭裂综合治疗学. 石冰，郑谦，译. 北京：人民卫生出版社，2011

27. Levy-Bercowski D, DeLeon E, Stockstill JW, et al. Orthognathic cleft—surgical/orthodontic treatment. Seminars in Orthodontics；2011：Elsevier

28. Skolnick ML, McCall GN, Barnes M. The sphincteric mechanism of velopharyngeal closure. Division of Educational Communications, State University of New York Upstate Medical Center, 1972

29. Ye Z, Xu X, Ahmatjian A, et al. The craniofacial morphology in adult patients with unoperated isolated cleft palate. Bone Res, 2013, 1（2）：195-200

30. Xu X, Zheng Q, Lu D, et al. Timing of palate repair affecting growth in complete unilateral cleft lip and palate. J Craniomaxillofac Surg, 2012, 40（8）：e358-e362

31. Ma L, Shi B, Li Y, et al. Velopharyngeal function assessment in patients with cleft palate: perceptual speech assessment versus nasopharyngoscopy. J Craniofac Surg, 2013, 24（4）：1229-1231

32. Golding-Kushner KJ, Argamaso RV, Cotton RT, et al. Standardization for the reporting of nasopharyngoscopy and multiview videofluoroscopy: a report from an International Working Group. Cleft Palate J, 1990, 27（4）：337-348

33. Zhao S, Xu Y, Yin H, et al. Incidence of postoperative velopharyngeal insufficiency in late palate repair. J Craniofacl Surg, 2012, 23（6）：1602-1606

34. Tian W, Yin H, Redett RJ, et al. Magnetic resonance imaging assessment of the velopharyngeal mechanism at rest and during speech in Chinese adults and children. J Speech Lang Hear Res, 2010, 53（6）：1595-1615

35. Jiang M, Yang Z, Feng B, et al. The effect of sound intensity on velopharyngeal function in normal individuals. J Voice, 2015, 29（1）：44-52

36. You M, Li X, Wang H, et al. Morphological variety of the soft palate in normal individuals: a digital cephalometric study. Dentomaxillofac Radiol, 2014, 37（6）：344-349

37. Smith BE, Kuehn DP. Speech evaluation of velopharyngeal dysfunction. J Craniofac Surg, 2007, 18（2）：251-261

38. Bettens K, Wuyts FL, Van Lierde KM. Instrumental assessment of velopharyngeal function and resonance: A review. J Commun Disord, 2014, 52：170-183

39. Feng B, You M, Jiang M, et al. Comparison of velum morphologies using cephalometry and dental CBCT. Oral Radiology, 2015, 32（1）：1-8

40. Bergland O, Semb G, Abyholm FE. Elimination of the residual alveolar cleft by secondary bone grafting and subsequent orthodontic treatment. Cleft Palate J, 1986, 23（3）：175-205

41. Sharma S, Rao DJ, Majumder K, et al. Secondary alveolar bone grafting: Radiographic and clinical evaluation. Ann Maxillofac Surg, 2012, 2（1）：41-45

42. Hynes PJ, Earley MJ. Assessment of secondary alveolar bone grafting using a modification of the Bergland grading system. Br J Plast Surg, 2003, 56(7): 630-636

43. Witherow H, Cox S, Jones E, et al. A new scale to assess radiographic success of secondary alveolar bone grafts. Cleft Palate Craniofac J, 2002, 39(3): 255-260

44. Toscano D, Baciliero U, Gracco A, et al. Long-term stability of alveolar bone grafts in cleft palate patients. Am J Orthod Dentofacial Orthop, 2012, 142(3): 289-299

45. Upadya VH, Bhat HH, Gopalkrishnan K. Radiographic assessment of influence of cleft width and canine position on alveolar bone graft success: a retro-prospective study. J Maxillofac Oral Surg, 2013, 12(1): 68-72

46. Nightingale C, Witherow H, Reid FD, et al. Comparative reproducibility of three methods of radiographic assessment of alveolar bone grafting. Eur J Orthod, 2003, 25(1): 35-41

47. Iino M, Ishii H, Matsushima R, et al. Comparison of intraoral radiography and computed tomography in evaluation of formation of bone after grafting for repair of residual alveolar defects in patients with cleft lip and palate. Scand J Plast Reconstr Surg Hand Surg, 2005, 39(1): 15-21

48. De Vos W, Casselman J, Swennen GR. Cone-beam computerized tomography(CBCT)imaging of the oral and maxillofacial region: a systematic review of the literature. Int J Oral Maxillofac Surg, 2009, 38(6): 609-625

49. Oberoi S, Chigurupati R, Gill P, et al. Volumetric assessment of secondary alveolar bone grafting using cone beam computed tomography. Cleft Palate Craniofac J, 2009, 46(5): 503-511

50. Linderup BW, Kuseler A, Jensen J, et al. A novel semiautomatic technique for volumetric assessment of the alveolar bone defect using cone beam computed tomography. Cleft Palate Craniofac J, 2015, 52(3): e47-e55

51. Schlicher W, Nielsen I, Huang JC, et al. Consistency and precision of landmark identification in three-dimensional cone beam computed tomography scans. Eur J Orthod, 2012, 34(3): 263–275

52. Warren DW, Hairfield WM, Dalston ET, et al. Effects of cleft lip and palate on the nasal airway in children. Arch Otolaryngol Head Neck Surg, 1988, 114(9): 987-992

53. Rose E, Staats R, Thissen U, et al. Sleep-related obstructive disordered breathing in cleft palate patients after palatoplasty. Plast Reconstr Surg, 2002, 110(2): 392-396

54. Imamura N, Ono T, Hiyama S, et al. Comparison of the sizes of adenoidal tissues and upper airways of subjects with and without cleft lip and palate. Am J Orthod Dentofacial Orthop, 2002, 122(2): 189-195

55. Xu Y, Zhao S, Shi J, et al. 3-dimensional computed tomographic analysis of the pharynx in adult patients with unrepaired isolated cleft palate. J Oral Maxillofac Surg, 2013, 71(8): 1424-1434

56. Celikoglu M, Ucar FI, Sekerci AE, et al. Assessment of pharyngeal airway volume in adolescent patients affected by bilateral cleft lip and palate using cone beam computed tomography. Angle Orthod, 2014, 84(6): 995-1001

57. Yoshihara M, Terajima M, Yanagita N, et al. Three-dimensional analysis of the pharyngeal airway morphology in growing Japanese girls with and without cleft lip and palate. Am J Orthod Dentofacial Orthop, 2012, 141(4 Suppl): S92-S101

58. Cheung T, Oberoi S. Three dimensional assessment of the pharyngeal airway in individuals with non-syndromic cleft lip and palate. PLoS One, 2012, 7(8): e43405

59. Celikoglu M, Buyuk SK, Sekerci AE, et al. Three-dimensional evaluation of the pharyngeal airway volumes in patients affected by unilateral cleft lip and palate. Am J Orthod Dentofacial Orthop, 2014, 145(6): 780-786

60. Diwakar R, Sidhu MS, Jain S, et al. Three-Dimensional Evaluation of Pharyngeal Airway in Complete Unilateral Cleft Individuals and Normally Growing Individuals Using Cone Beam Computed Tomography. Cleft Palate Craniofac J, 2014, 52(3): 346-351

61. Pimenta LA, de Rezende Barbosa GL, Pretti H, et al. Three-dimensional evaluation of nasopharyngeal airways of unilateral cleft lip and palate patients. Laryngoscope, 2015, 125(3): 736-739

62. Cooper ME, Ratay JS, Marazita ML. Asian oral-facial cleft birth prevalence. Cleft Palate Craniofac J, 2006, 43(5): 580-589

63. Hamdy RM, Abdel-Wahed N. Three-dimensional linear and volumetric analysis of maxillary sinus pneumatization. J Adv Res, 2014, 5(3): 387-395

64. Kang SJ, Shin SI, Herr Y, et al. Anatomical structures in the maxillary sinus related to lateral sinus elevation: a cone beam computed tomographic analysis. Clinical Oral Implants Res, 2013, 24 Suppl A100: 75-81

65. Lopes de Rezende Barbosa G, Pimenta LA, Pretti H, et al. Difference in maxillary sinus volumes of patients with cleft lip and palate. Int J Pediatr Otorhinolaryngol, 2014, 78(12): 2234-2236

66. Hikosaka M, Nagasao T, Ogata H, et al. Evaluation of maxillary sinus volume in cleft alveolus patients using 3-dimensional computed tomography. J Craniofac Surg, 2013, 24(1): e23-e26

67. Kuijpers MA, Pazera A, Admiraal RJ, et al. Incidental findings on cone beam computed tomography scans in cleft lip and palate patients. Clin Oral Investig, 2014, 18(4): 1237-1244

68. Wörtche R, Hassfeld S, Lux CJ, et al. Clinical application of cone beam digital volume tomography in children with cleft lip and palate. Dentomaxillofac, 2006, 35(2): 88-94

69. Ritter L, Lutz J, Neugebauer J, et al. Prevalence of pathologic findings in the maxillary sinus in cone-beam computerized tomography. Oral Surg Oral Med Oral Pathol Oral Radiol Endod, 2011, 111(5): 634-640

70. Jiang M, You M, Wang S, et al. Analysis of Nasal Septal Deviation in Cleft Palate and/or Alveolus Patients Using Cone-Beam Computed Tomography. Otolaryngol Head Neck Surg, 2014, 151(2): 226-231

71. Mossey PA, Little J, Munger RG, et al. Cleft lip and palate. Lancet, 2009, 374(9703): 1773-1785

72. Akram A, McKnight MM, Bellardie H, et al. Craniofacial malformations and the orthodontist. Bri Dent J, 2015, 218(3): 129-141

73. Niranjane PP, Kamble RH, Diagavane SP, et al. Current status of presurgical infant orthopaedic treatment for cleft lip and palate patients: A critical review. Indian J Plast Surg, 2014, 47(3): 293-302

74. Grayson BH, Garfinkle JS. Early cleft management: the case for nasoalveolar molding. Am J Orthod Dentofacial Orthop, 2014, 145(2): 134-142

75. Hopper RA, Al-Mufarrej F. Gingivoperiosteoplasty. Clin Plast Surg, 2014, 41(2): 233-240

76. Uzel A, Alparslan ZN. Long-term effects of presurgical infant orthopedics in patients with cleft lip and palate: a systematic review. Cleft Palate Craniofac J, 2011, 48(5): 587-595

77. Grisius TM, Spolyar J, Jackson IT, et al. Assessment of cleft lip and palate patients treated with presurgical orthopedic correction and either primary bone grafts, gingivoperiosteoplasty, or without alveolar grafting procedures. J Craniofac Surg, 2006, 17(3): 468-473

78. Grayson BH, Shetye PR. Presurgical nasoalveolar moulding treatment in cleft lip and palate patients. Indian J Plast Surg, 2009, 42 Suppl: S56-61

79. Ahmad M, Jenny J, Downie M. Application of cone beam computed tomography in oral and maxillofacial

surgery. Aust Dent J, 2012, 57 Suppl 1: 82-94

80. Noar JH, Pabari S. Cone beam computed tomography--current understanding and evidence for its orthodontic applications? J Orthod, 2013, 40(1): 5-13

81. Kapila S, Conley RS, Harrell WE, Jr. The current status of cone beam computed tomography imaging in orthodontics. Dentomaxillofac Radiol, 2011, 40(1): 24-34

82. Freitas JA, Garib DG, Oliveira M, et al. Rehabilitative treatment of cleft lip and palate: experience of the Hospital for Rehabilitation of Craniofacial Anomalies-USP (HRAC-USP)--part 2: pediatric dentistry and orthodontics. J Appl Oral Sci, 2012, 20(2): 268-281

83. Shi B, Losee JE. The impact of cleft lip and palate repair on maxillofacial growth. Int J Oral Sci, 2015, 7(1): 14-17

84. Maulina I, Priede D, Linkeviciene L, et al. The influence of early orthodontic treatment on the growth of craniofacial complex in deciduous occlusion of unilateral cleft lip and palate patients. Stomatologija, 2007, 9(3): 91-96

85. Akcam MO, Evirgen S, Uslu O, et al. Dental anomalies in individuals with cleft lip and/or palate. Eur J Orthod, 2010, 32(2): 207-213

86. Kobayashi TY, Gomide MR, Carrara CF. Timing and sequence of primary tooth eruption in children with cleft lip and palate. J Appl Oral Sci, 2010, 18(3): 220-224

87. Chiu YT, Liao YF, Chen PK. Initial cleft severity and maxillary growth in patients with complete unilateral cleft lip and palate. Amn J Orthod Dentofacial Orthop, 2011, 140(2): 189-195

88. Altalibi M, Saltaji H, Edwards R, et al. Indices to assess malocclusions in patients with cleft lip and palate. Eur J Orthod, 2013, 35(6): 772-782

89. Dobbyn L, Weir J, Macfarlane T, et al. Calibration of the modified Huddart and Bodenham scoring system against the GOSLON/5-year-olds' index for unilateral cleft lip and palate. Eur J Orthod, 2012, 34(6): 762-767

90. Dogan S, Olmez S, Semb G. Comparative assessment of dental arch relationships using Goslon Yardstick in patients with unilateral complete cleft lip and palate using dental casts, two-dimensional photos, and three-dimensional images. Cleft Palate Craniofac J, 2012, 49(3): 347-351

91. Santiago PE, Schuster LA, Levy-Bercowski D. Management of the alveolar cleft. Clin Plast Surg, 2014, 41(2): 219-232

92. Liao YF, Huang CS. Presurgical and postsurgical orthodontics are associated with superior secondary alveolar bone grafting outcomes. J Craniomaxillofac Surg, 2015, 43(5): 717-723

93. Yang CJ, Pan XG, Qian YF, et al. Impact of rapid maxillary expansion in unilateral cleft lip and palate patients after secondary alveolar bone grafting: review and case report. Oral Surg, Oral Med, Oral Pathol Oral Radiol, 2012, 114(1): e25-e30

94. James JN, Costello BJ, Ruiz RL. Management of cleft lip and palate and cleft orthognathic considerations. Oral Maxillofac Surg Clin North Am, 2014, 26(4): 565-572

95. Plooij JM, Maal TJ, Haers P, et al. Digital three-dimensional image fusion processes for planning and evaluating orthodontics and orthognathic surgery. A systematic review. Int J Oral Maxillofac Surg, 2011, 40(4): 341-352

96. Markiewicz MR, Bell RB. Modern concepts in computer-assisted craniomaxillofacial reconstruction. Curr Opin Otolaryngol Head Neck Surg, 2011, 19(4): 295-301

97. Badiali G，Roncari A，Bianchi A，et al. Navigation in Orthognathic Surgery：3D Accuracy. Facial Plast Surg，2015，31（5）：463-473

98. Scolozzi P. Distraction osteogenesis in the management of severe maxillary hypoplasia in cleft lip and palate patients. J Craniofac Surg，2008，19（5）：1199-1214

99. Silveira Ad，Moura PM，Harshbarger RJ 3rd. Orthodontic considerations for maxillary distraction osteogenesis in growing patients with cleft lip and palate using internal distractors. Semin Plast Surg，2014，28（4）：207-212